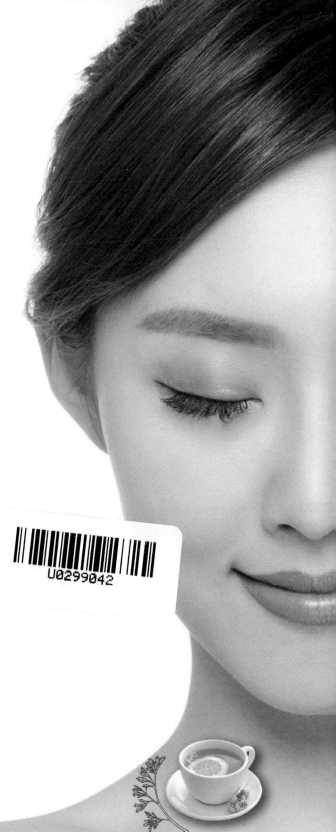

中医调养系列

古方美容

熊瑛 主编

江西科学技术出版社
·南昌·

图书在版编目（CIP）数据

古法美容/熊瑛主编.-- 南昌：江西科学技术出版社，2017.9
（中医调养系列）
ISBN 978-7-5390-6067-5

Ⅰ.①古… Ⅱ.①熊… Ⅲ.①美容－中医学 Ⅳ.①R275

中国版本图书馆CIP数据核字(2017)第225551号

选题序号：KX2017062
图书代码：D17065-101
责任编辑：邓玉琼　林勇

古法美容
GUFA　MEIRONG

熊瑛　　主编

摄影摄像	深圳市金版文化发展股份有限公司
选题策划	深圳市金版文化发展股份有限公司
封面设计	深圳市金版文化发展股份有限公司
出　　版	江西科学技术出版社
社　　址	南昌市蓼洲街2号附1号
	邮编：330009　电话：(0791) 86623491　86639342（传真）
发　　行	全国新华书店
印　　刷	深圳市雅佳图印刷有限公司
开　　本	723mm×1020mm　1/16
字　　数	150 千字
印　　张	13
版　　次	2018年1月第1版　2018年1月第1次印刷
书　　号	ISBN 978-7-5390-6067-5
定　　价	39.80元

赣版权登字：03-2017-321

前言　preface

　　"回眸一笑百媚生，六宫粉黛无颜色"，西施、杨玉环、王昭君、貂蝉、赵飞燕、武则天……这些影响后宫甚至对中国历史有深远影响的女人们，要么是国色天香、雍容华贵，要么是玉骨冰肌、清秀可人，难道她们都是"天生丽质难自弃"？当然不是，除了先天因素，后天保养功不可没——古代美女们每人都有一本养颜心经。

　　在美容方面，女人有着极高的天赋，古代美女们更是如此。早在遥远的原始部落时期，黄帝的爱妃就曾用白芷来润泽肌肤；到了殷商时期，女人们已经学会用燕地红蓝花捣汁凝成胭脂来做口红；周文王时期，女人已经广泛使用锌粉搽脸；到了唐代，那些原本为达官贵人和显赫医家所有的美容秘方开始进入寻常百姓家。也就是说，在唐代以前，宫廷美女是时尚的绝对领跑者。到了宋代，人们对美的追求达到了一个新高度。当时重要的两部美容经典之作《圣济总录》和《太平圣惠方》中都记载了很多美容药膳与方剂，另外还收录了一些治疗白发、脱发、黄赤发、秃发和眉毛脱落的验方。到了明朝，用珍珠美容开始流行，明朝人制作了几十种珍珠美白方剂。每天用过晚膳后，先用蛋清涂抹脸上的小皱纹，到上床前半小时洗掉，然后涂上忍冬花的蒸馏液。这一套美容程序就连现代美容师也望尘莫及。

　　本书讲了古代美女各种养颜秘方，但又不局限于古代美容秘方本身，而是以古人养颜故事为引子，结合当今生活实际，提出真正适合现代女性的养颜方法。现代女性会遇到的几乎所有的养颜问题，在这里给出了行之有效的解决方法，定会让你在享受传统文化阅读乐趣的同时，获得更多美的体验。

目录

PART 1

寻源古代美容，挖掘养颜智慧

古代美容养颜术的神奇之处 002

《黄帝内经》里的养颜养生法 003

大美无言，看中国古代美女演绎美丽传奇 004

绝世美女——西施 004

陈后主爱妃张丽华惊世美貌的秘密 005

古代国外美容秘术，外国女人也娇艳 006

埃及艳后的"神秘宝典"芦荟 006

伊丽莎白女王的养颜术 007

慈禧太后养颜秘方 008

调养经络，疏通健康主干道 009

PART 2

风过花香，四季渲染容颜更柔媚

春：沉醉春天的美丽，来一场"桃花劫" 012

春季养颜养肝必修课，护肤注意防过敏 012

春季美颜养生小细节 013

春季美颜总动员 014

夏：炎炎夏季，掀起一阵美丽季风 015

夏季不变黑多出汗，赶走体内积寒 015

防晒永远是夏日的美颜要点 016

夏季美颜养生小细节 017

秋：再次演绎女人美丽的神话 018

补水排毒对秋燥说"拜拜" 018

contents

秋季美颜养生小细节 019

冬：美丽依然，冬季保养术 020

冬季护肤要注意哪些细节 020

预防皮肤感冒，祛除阴邪 021

冬季美颜养生小细节 022

PART
3

变美看体质，养颜方式要因人而异

女人养颜，制定个性化美容大法 024

《黄帝内经》是体质养颜的开始 026

"平衡阴阳"是女人体质养颜的宗旨 027

你是"四态人"中的哪一种 028

中医望、闻、问、切体质判定法 029

气虚体质：气血充足，女人才有精神 031

补元气、养真气，女人会更加美丽 031

气虚体质的养颜原则：补脾、健肺 032

饮食：多吃补气食物，忌冷抑热 033

穴位：常按补气4大穴，告别亚健康 035

小提示：谨避风寒，避免过度疲劳 037

阳虚体质：温阳散寒，阳气充足容颜美 038

女人养颜的生命原动力——阳气 038

阳虚体质的养颜原则：温阳散寒，脾肾双补 039

饮食：多食温热，忌食生冷 040

穴位：长期按摩督脉可补阳气 042

小提示：长期服药，贪凉易阳虚 044

阴虚体质：打造水嫩肌肤，从养阴清热开始 045

女性"阴虚"则阴液、阴血不足 045

阴虚体质的养颜原则：调肝、补肾 046

饮食：多吃滋阴食物，少吃辛辣 047

目录

穴位：滋阴降火，常按“特效穴” ⋯⋯⋯⋯⋯⋯⋯ 049

小提示：身心放松，便可防阴虚袭来 ⋯⋯⋯⋯⋯⋯ 051

血瘀体质：彻底祛斑，活血是关键 ⋯⋯⋯⋯⋯⋯ 052

气血不通，则女人无透亮肌肤 ⋯⋯⋯⋯⋯⋯⋯⋯ 052

血瘀体质的养颜原则：行气化瘀，强健脾胃 ⋯⋯⋯ 054

饮食：多食活血化瘀食物，忌食寒凉 ⋯⋯⋯⋯⋯ 055

穴位：血瘀体质女人的美容穴 ⋯⋯⋯⋯⋯⋯⋯⋯ 057

春舒展，夏借热，秋保养，冬防寒 ⋯⋯⋯⋯⋯⋯ 058

广交朋友，娱乐多多，则气血畅通 ⋯⋯⋯⋯⋯⋯ 059

痰湿体质：赶走湿气，身材自然苗条 ⋯⋯⋯⋯⋯ 060

脾气弱，食难化，则“痰”积体内 ⋯⋯⋯⋯⋯⋯ 060

痰湿体质的养颜原则：健脾胃，祛痰湿 ⋯⋯⋯⋯ 061

饮食：痰湿的人夏季多吃姜，冬季少进补 ⋯⋯⋯ 062

穴位：常按承山、丰隆、阴陵泉、脾俞，痰湿消 ⋯ 064

小提示：避开湿和寒，衣服要穿宽松一些 ⋯⋯⋯ 066

湿热体质：清热除湿，皮肤自然光洁 ⋯⋯⋯⋯⋯ 067

未病先防，排湿祛热要从生活点滴开始 ⋯⋯⋯⋯ 067

调摄精神，远离湿热 ⋯⋯⋯⋯⋯⋯⋯⋯⋯⋯⋯ 068

湿热体质的养颜原则：清热化湿，泻火解毒 ⋯⋯ 069

饮食：除湿热的饮食之“道” ⋯⋯⋯⋯⋯⋯⋯⋯ 070

穴位：常按阴陵泉、水分排除湿热 ⋯⋯⋯⋯⋯⋯ 072

小提示：室内防干燥，避免刺激皮肤 ⋯⋯⋯⋯⋯ 073

气郁体质：笑逐颜开，美丽自然来 ⋯⋯⋯⋯⋯⋯ 074

肝气郁结扰精元，疏肝温补当为先 ⋯⋯⋯⋯⋯⋯ 074

气郁体质的养颜原则：解除抑郁强体质 ⋯⋯⋯⋯ 075

饮食：行气食物宜多吃，结郁之酒应少饮 ⋯⋯⋯ 076

听听音乐散散心，解郁就这么简单 ⋯⋯⋯⋯⋯⋯ 078

乐观生活，莫让气郁变抑郁 ⋯⋯⋯⋯⋯⋯⋯⋯ 079

特禀体质：培元固表，健康美才是真的美 ⋯⋯⋯ 080

如何判断自己是不是特禀体质 ⋯⋯⋯⋯⋯⋯⋯⋯ 080

contents

特禀体质的原则：合理"挑食"，内调外养   081

情绪舒缓，精神放松，外邪不敢扰   083

小提示：室内洁净，远离过敏源   084

PART 4　宫廷美女都在用的"天然美女养成法"

让女人"悦泽好颜色"——冬瓜仁美白术   086

让女人白皙水嫩的水果——柠檬   088

杏仁能让女人的皮肤晶莹剔透   090

玉竹从古至今都被奉为美容佳品   091

樱桃，让女人拥有水润光泽的皮肤   093

祛斑方，金朝宫女们的祛斑选择   095

枸杞，秀出水嫩白皙俏佳人   096

茯苓饼——慈禧太后的美容圣品   098

一天吃三枣，终身不显老   100

做一个水嫩的"豌豆公主"   102

银耳的神奇功效，被称为"平民燕窝"   104

补水嫩肤，丝滑美肤吹弹可破   106

恋上金银花，清热祛痘就找它   108

借力猕猴桃，拥有雪莲般清透白皙面容   109

紧致肌肤，离不开富含胶原蛋白的食物   110

肌肤问题，用玫瑰迎刃而解   112

南瓜养颜，营造美丽"气"氛   114

似绸之柔，"手"护女人第二张脸   116

目录

PART 5

步入中医经络的美容之门

零基础"中医美容"轻松入门　　118

中医美容的特点　　118

五色与疾病的关系　　119

中药与经络美容　　121

刮痧美容原理与效果　　123

艾灸，常驻家中的美容师　　125

常见美容中药及妙方　　127

各类中药对美容的作用　　127

解表药　　128

祛湿燥湿　　129

清热泻火　　130

理气药　　131

补气药　　132

化瘀药　　133

温里药　　134

养血药　　135

滋阴药　　136

基础养颜　　137

保湿篇　　137

去油篇　　138

除皱篇　　139

美白篇　　140

祛痘篇　　141

按摩养颜　　142

刮痧养颜　　144

美白　　144

防皱去皱　　145

contents

祛除黑眼圈 146

祛除眼袋 147

艾灸养颜 148

艾灸，远离熊猫眼 148

水肿——祛湿气除水肿，身材曼妙 150

青春痘——清热化湿，还你光滑脸蛋 152

色斑——调肝养心，永驻"桃花颜" 154

肌肤松弛——改善脾胃功能，紧致肌肤 156

天然养生法 158

美目 158

美手 160

美唇 162

美白 164

防皱 166

PART 6

现代人常见的美容养颜的 29 种问题

Q1 你的皮肤属于什么类型？ 170

Q2 上班族怎样调理日常饮食？ 171

Q3 上班族女性饮食的 4 个"禁忌" 172

Q4 怎样护理女性的颈部皮肤？ 173

Q5 皮肤干燥怎么办？ 174

Q6 消除面部皱纹有哪些简单方法？ 175

Q7 20 岁左右的年轻人如何保养皮肤？ 176

Q8 "电脑族"如何拯救明眸和肌肤？ 177

Q9 黑眼圈如何治疗？ 178

Q10 青春期后还长痘的原因是什么？ 179

目录

Q11 爱涂口红的女人当心"口红病"？ 180

Q12 脸上长雀斑怎么办？ 181

Q13 妊娠期的面部色斑如何消除？ 182

Q14 "潮流元素"首饰的危害你知道多少？ 183

Q15 "美容觉"有哪些好处？ 184

Q16 春季女性该怎样护理皮肤？ 185

Q17 紫外线的危害你懂多少？ 186

Q18 文胸也会成为健康的隐患？ 187

Q19 化妆棉，你用对了吗？ 188

Q20 女人如何预防皱纹的形成？ 189

Q21 使用眼霜五大误区，你中招了吗？ 190

Q22 当紫外线最弱时晒太阳好吗？ 191

Q23 哪些体味影响形象？ 192

Q24 形成毛孔粗大的原因？ 193

Q25 皮肤晒伤后的几种处理小妙招？ 194

Q26 如何选用适合你的防晒霜 SPF 指数？ 195

Q27 便秘会影响容颜吗？ 196

Q28 洗澡时，浴液要尽快冲洗掉？ 197

Q29 饮水与美容有何关系？ 198

寻源古代美容，

挖掘养颜智慧

美人迟暮是无法逆转的自然规律，再美的女人也需要保养。女人天生就是爱美的，对于古代宫廷中的女人来说，美丽就是她们终生的事业，她们需要借助各种方法来养护自己的容颜，以此得到帝王长久的宠爱。

古代美容养颜术的
神奇之处

中国古代，在没有化妆品和保养品的年代里，宫廷中的众美女是如何保持沉鱼落雁之容、闭月羞花之貌的呢？道理很简单：她们都有自己独到的美容养颜术——来源于中医的美容养颜术。这些美容养颜术，无论是食疗美容，还是针灸按摩，都是通过滋补五脏、补益气血、疏通经络、活血化瘀、祛风清热、凉血解毒、舒肝解郁等手段达到美容保健的目的，这便是宫廷养颜术的作用原理。

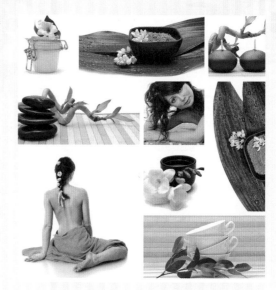

疏通经络，活血化瘀

经络是运行全身气血，联络脏腑肢节，沟通上下内外的通路，广布于人体内部。人体所需的各种营养物质均由经络系统运行到全身每个部位，若经络不通，气血运行不畅，肌肤皮毛得不到濡养，则可导致肌肤出现各种问题而影响面部容颜，如痤疮、雀斑、酒渣鼻、黄褐斑等。所以中医美容方法中，无论内服和外用都遵循疏经通络，活血化瘀的原则，以求得到较好的美容效果。

祛风清热，凉血解毒

皮肤表面与外界接触是最为密切的，所以外邪入侵首先会殃及人体的皮毛。中医认为外感邪气首推风、寒、暑、湿、燥、热"六淫"。六淫之中以风邪、热邪对美容损害最大，且易化毒入血，使血分炽热，导致许多"毁容"疾病的发生。因此，祛风清热，凉血解毒是中医美容的一个非常重要的治疗原则。

益气补血，调理阴阳

皮肤白皙、红润、有光泽是美丽和健康的外在体现。中医美容可通过益气补血，调理阴阳，活血通络等方法达到增白嫩肤、悦泽容颜的目的。

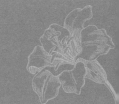

《黄帝内经》
里的养颜养生法

在古代，人们就开始了对美丽的追求，众多医学家的探索和研究，为后人留下了很多宝贵的经验。古代医学巨著《黄帝内经》中不乏塑造美丽女人的医学经典理论，蕴含传统中医养颜、养生智慧，并从宏观的角度论述了天、地、人三者之间的相互关系，历来备受推崇。

民以食为天，"以食养颜，吃出美丽"成为现代女性朋友渴望实现的养颜养生之道。而《黄帝内经》中所蕴含的恰恰是一种以内养外的思想，认为"饮食有常"才能保证身体健康，而"饮食不节"则会导致疾病的发生。所以，要想拥有健康和美丽的外表，就必须养成良好的饮食习惯，从生活细节入手，及时补充身体所需，均衡营养，安排好一日三餐。

健康的人体处于一种阴阳动态平衡的状态，人体自身可以调节不平衡之处，这是人与生俱来的能力。《黄帝内经》的核心是"天人相应"，并认为生命之基在于阴阳平衡，通过内在的调养，平衡阴阳，使人体气血充足、经络畅通，抵御外邪的入侵，从而收获自然的红润气色以及细嫩的肌肤。

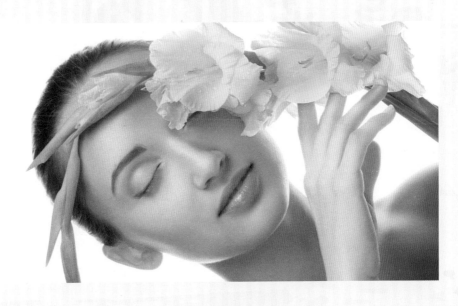

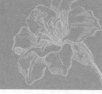

大美无言，
看中国古代美女演绎美丽传奇

绝世美女——西施

西施，又名西子，是古代四大美女之一，有"沉鱼"之美誉，是美的化身和代名词，她冰清玉洁，国色天香，恰似幽兰含羞；她体态柔美，容貌如芙蓉出水，集后宫三千佳丽之美于一身。但西施也有"美丽的烦恼"，这个烦恼就是痘痘。

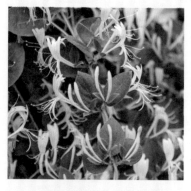

西施是怎样解决这个烦恼的呢？首先是内调。西施特别喜欢吃核桃仁，因为核桃仁是理想的美容润肤食品。常吃核桃仁可以使肌肤细嫩光滑有弹性，并能让头发乌黑亮泽。另外，西施还用冬瓜子、白丁香和蜂蜜来调理自己的身体。冬瓜子能美白肌肤，白丁香能杀菌消炎，蜂蜜营养皮肤并助消炎抗菌，能有效美容祛痘。

其次是外用。西施经常用金银花或三色堇敷脸。金银花可磨粉，加水调和后，在痘痘的部位贴敷，也可煎汁后，用纱布浸药汁敷于患部，可有效清热消炎调理皮肤。至于三色堇，在中国医药古籍记载的护肤圣品中，它无疑是最夺目的，三国时期的《名医别录》中就已把三色堇列为重要护肤药材。后来，隋炀帝曾组织太医研究三色堇祛痘的多种方法，为的是讨后宫佳丽的欢心，并将其写进《隋炀帝后宫诸宫药方》与《香方粉泽》等医典中。李时珍的《本草纲目》更是详细记载了三色堇的神奇去痘功效："三色堇，性表温和，其味芳香，引药上行于面，去疮除疤，疮疡消肿。"荷叶也常被西施用来美容。每当夏令的时候，西施都会早早地起来去取荷叶上聚凝的露珠与盛开的荷花、叶及茎，然后将它们一起捣碎，用纱布包住绞汁为浆，加入少许调味食品，每天适量食用。荷花味苦性凉，有调理脏腑、活血护肤之功。而荷叶、茎中含有丰富的荷叶碱、莲碱、荷叶苷等，能使肌肤富于弹性，并有消除多余皮下脂肪的作用。

西施就是靠着这些独特的美容方法，让自己更加美艳动人。相信任何人看到如花似玉的美女都会怦然心动吧？

陈后主爱妃张丽华惊世美貌的秘密

古书记载，南朝陈后主的爱妃张丽华发长七尺，黑亮照人，脸若朝霞，肌如白雪，目似秋水，顾盼之间照映左右。著名的《玉树后庭花》就是陈后主为张丽华所作：丽宇芳林对高阁，新装艳质本倾城；映户凝娇乍不进，出帷含态笑相迎。妖姬脸似花含露，玉树流光照后庭；花开花落不长久，落红满地归寂中！

张丽华的绝世美貌，一半源于天生丽质，一半源于一个难得一见的美容秘方——《枕中方》。据说张丽华为了得到这个秘方，很是费了一番周折。

张丽华这个神奇的美容秘方究竟是什么呢？其实非常简单，原料都是我们生活中俯拾即是的东西：鸡蛋1个、丹砂100克。制作方法也很简单：小心地在鸡蛋上敲开一个小洞，去掉里面的蛋黄留着蛋清，然后装入丹砂细末，用蜡封好小洞，再连同其他待孵鸡蛋放到窝中让老母鸡孵化，等到雏鸡出壳时，即可取出蜡封鸡蛋，除去蛋壳，研细敷面。据说选择老母鸡也是很有讲究的，最好挑选羽毛纯白无杂色的。这个看似有些怪异的秘方美容功效非常显著，东晋医学家葛洪在《肘后备急方》中曾这样记载："此蛋粉敷面，令人细嫩光滑，娇媚异常。"女人使用后可使脸色白里透红，皮肤紧致光滑，一些小小的皱纹也能消失不见，脸上的雀斑、痘痘、黑头、粉刺也都可"一扫而光"，且永不复发。张贵妃就是凭借这个秘方而美丽无比，也因此，后人又将此方称为"张贵妃面膏"。

鸡蛋是举世公认的美容佳品，它营养丰富，有防止皮肤衰老，使皮肤光滑美艳的作用。鸡蛋中还含有较丰富的铁，人的颜面泛出红润之美，离不开铁元素，如果人体内铁质不足就会导致缺铁性贫血，使人的脸色萎黄，皮肤也失去了美的光泽，所以鸡蛋能补身体之需。其次，丹砂即朱砂，在这里主要是作为红色颜料使用，也能使脸色红润。

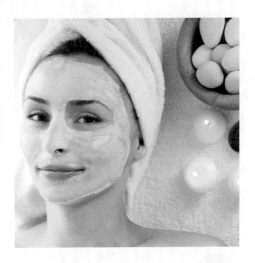

到了明代，医家又对此方做了一些改进，将朱砂改为胭脂，并加入少量的卤砂，在宫中广为使用，后妃们因用此方，个个容颜如玉，所以，后来此方又获得了"美人红"的美称。

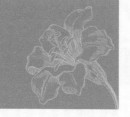

古代国外美容秘术，
外国女人也娇艳

埃及艳后的"神秘宝典"芦荟

在历史上诸多赫赫有名的女性当中，埃及艳后无疑是一位光彩夺目的人物。相传埃及艳后在38岁时，不论身材、皮肤、容貌，看上去与16岁的青春少女没有什么两样，被称为"青春永驻"的一代君主。这位智慧与美丽并重的绝世佳人是靠什么进行养颜的呢？其中的一大奥秘就是芦荟。

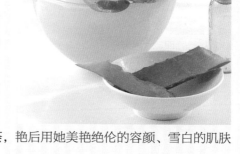

相传她每天早晚都会饮用一种叫"不死草"的植物制成的神秘液体，并且经常用这种神秘液体泡澡。这种"不死草"就是芦荟，艳后用她美艳绝伦的容颜、雪白的肌肤向世人展示了芦荟美容的传奇功效。

芦荟为什么会有如此神奇的养颜功效？这与它的成分密切相关。研究证实，芦荟含有丰富的天然营养物质，如维生素、矿物质、氨基酸等，这些物质都是保持肌体青春常在的基本物质。另外，芦荟还含有大量的芦荟多糖、酚类化合物、芦荟大黄素和芦荟苷，芦荟多糖能够激活肌肤底层的细胞，增强皮肤的免疫功能和修复功能，加快清除皮肤色素，使皮肤富有弹性和光泽；酚类化合物能够改善皮肤的血液循环，增强皮肤的新陈代谢能力；芦荟大黄素和芦荟苷能够促进体内代谢物的排泄，改善机体内环境，提升皮肤代谢机能，从而使肌肤充满活力。

那在我们的日常生活中应该怎么利用芦荟来美容呢？我们可以将新鲜芦荟原汁早晚涂于面部，或将叶肉直接贴于面部，每次20～30分钟，坚持一段时间可使皮肤柔软、光滑、白嫩。如果想使面部色斑变淡、变浅，每天洁面后，将芦荟汁涂抹于面部，轻轻按摩15分钟左右，然后将脸洗净，再把乳液或营养霜涂于脸部，坚持一周即有明显的效果。如果想消炎去痘，可取芦荟的叶肉敷贴于患部，可以消肿化脓。

伊丽莎白女王的养颜术

在英国人眼中，80多岁的女王伊丽莎白二世是完美的化身，她的服饰一直引领着英国社会的时尚潮流，不过更重要的是如此高龄的她，仍然保持着年轻时候的婀娜多姿的体形和年轻时候的高贵典雅的气质。是什么让这位女王永不衰老呢，今天就让我们学习她的养颜秘术。

皇室步行法

女皇的体形一直很好，而且也总是显得神采奕奕，给人一种充满活力的感觉，这跟她坚持运动有关。女皇最有特色的运动非"皇室步行法"莫属。几十年如一日，伊丽莎白女王一直坚持采用"皇室步行法"散步。这种步行法与一般的慢悠悠的步行方式不同，步行时人抬头挺胸，步速较快，干脆利落地走路，要持续一段时间。这种步行的姿势能纠正老年性驼背，去除腹部脂肪，锻炼心肺功能，让人精神焕发。身体机能好了，气血就好，容颜自然红润细嫩。

慢饮葡萄酒

伊丽莎白女王喜欢浅酌慢饮，一小杯白葡萄酒或者香槟酒，她会花上一个小时仔细品尝，女王喝的酒需要经过搅拌调制，并兑上几滴柠檬汁，不过她不会喝很多，只要几小杯。葡萄能美容的道理相信没有女孩不知道。生活中美女们学一学伊丽莎白女王，适当喝点儿葡萄酒或者吃一些葡萄，既能增加生活情调，又能美容养颜，再好不过了。

"抗衰泉水"美又甜

双眸明亮，腰身挺拔，80多岁的女王伊丽莎白二世看上去依然貌美无比。更为神奇的是，这种传统在王室中代代相传，维多利亚女王、伊丽莎白王太后都是如此。是什么让王室成员青春不老？英国的一项最新研究发现，英王室成员的长寿与美丽可能跟一股发源于苏格兰的泉水有很大关系。这股毗邻巴尔莫勒尔堡的泉水具有神奇的嫩肤功效，它所流经的水域积聚了大量的矿物质，用这种泉水沐浴，能使皮肤上的一种细管生长速度加快20%，而这种细管是皮肤获得营养的关键渠道。这种泉水的美容功效受到王室的大力推崇，维多利亚女王就曾在1856年的日记中提及。经常用泉水沐浴，女王家族的美丽自然多了几分保障。

慈禧太后养颜秘方

慈禧太后非常美丽，即使到了老年依然风姿绰约。1904 年入宫为慈禧画像的美国女画家卡尔也在其所著的《慈禧写照记》中说慈禧年近七旬但"猜度其年龄，至多不过四十岁"，"慈禧太后身体各部分极为相称，美丽的面容，与其柔嫩秀美的手、苗条的身材和乌黑光亮的头发，和谐地组合在一起"，"嫣然一笑，姿态横生，令人自然欣悦"。

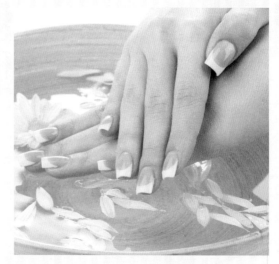

银耳的奉献

慈禧的美丽还有银耳的功劳。银耳被称为"平民燕窝"，古人很早就用它美容，历史上那些倾国倾城的宫廷美女们，更是把银耳当成肌肤水嫩不败的圣品。银耳的美容功效在《太平经惠方》里早有记载，唐朝的宫女们就用银耳浴疗，杨贵妃也常用银耳汁洗脸、沐浴。现代医学研究证实，银耳富含葡萄糖、海藻糖等黏性多糖体，保湿力极佳，涂在皮肤上吸收渗透速度极快，是天然的植物性优质保湿成分。

手的"温泉浴"

每天一大早，慈禧太后的侍女就会用双手端着盛满了热水的银盆过来，然后侍女将慈禧的手用热手巾包起来，放在银盆的热水里浸泡，等热水变温渐凉后，再换热水，再次浸泡，就这样换水三次，把手背、手指等各个部位都泡暖和了，看上去白皙、细嫩，就说明达到最佳效果了。几十年如一日，慈禧太后的双手就是在这样的精心呵护和保养下，保持了柔嫩光滑。

珍珠的延缓衰老、祛斑美白的功效受到了慈禧的高度重视，长期服用珍珠粉也是慈禧永葆年轻貌美的秘诀之一。珍珠药用在中国已经有 2000 多年历史，李时珍在《本草纲目》中特别写道："珍珠涂面，令人润泽好颜色。"

调养经络，
疏通健康主干道

大肠经养颜

自古以来就有很多人对不老秘方孜孜
寻求。其实，真正的不老秘方就在自己身上。
大肠经起自食指桡侧顶端，也就是挨着拇
指的一侧，然后沿着食指桡侧上行，经过
第一、第二掌骨之间，向上沿前臂桡侧行
至肘外侧，再沿上臂外侧上行，到达肩部。
它的分支从锁骨上窝走向颈部，过面颊，
入下齿槽，再绕回口唇两旁，在人中穴处
左右交叉，上夹鼻孔两旁。

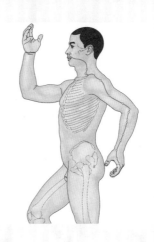

《黄帝内经》说卯时是大肠经当班的时辰，即早晨 5 ~ 7 点，此时应该养成排便
的习惯。早上 5 ~ 7 点，天门开，而与天门对应的是地门，天门开地门也要开，也就
是要排便的意思。大肠经走行经过面部，因此要用十指指腹轻轻敲打整个面部，额头、
眉骨、鼻子、颧骨、下巴要重点敲击；左手手掌轻轻拍打颈部右前方，右手掌拍打颈
部左前方（手法不能太重，因为这个位置有颈动脉的压力感受器，用力大了，容易把
人敲晕）；右手敲打左臂大肠经，左手敲打右臂大肠经，每边各敲打 2 分钟，长期坚
持可以防止面部和鼻翼长斑生痘。

胃经养颜

《饮膳正要》："凡夜卧，两手摩令热，摩面，不生疮。一呵十搓，一搓十摩，
久而行之，皱少颜多。"这句话的意思是说：晚上入睡前，两手搓热后趁热将手捂到脸上，
然后轻轻摩擦，摩擦十下后，继续搓手，手搓热以后继续在脸上轻轻按摩，长期坚持
以手摩面，脸上的皮肤就会红润有光泽，还可以抚平皱纹，延缓衰老。这主要是因为
胃经的关系。胃经在脸部分布较多，脸部的供血主要靠胃经供养，颜面的光泽和皮肤
的弹性都由胃经供血是否充足所决定，以手摩面改善了胃经的功能，改善了脸部的供血，
就能发挥其美容养颜的作用。

肾经养颜

肾是一身之本，当肾气旺盛时，脏腑功能会正常运行，容颜不衰；当肾气虚衰时，脏腑功能就像秋天的树一样没有了生机，此时人就会容颜晦黯，鬓发斑白，齿摇发落，未老先衰。保持肾经的经气旺盛、气血畅通，对养颜美容、预防早衰有立竿见影的功效。

根据《黄帝内经》的理论，每天下午 17 ～ 19 点是肾经当班的时候，对其进行敲打时，最好在这个时间段完成。肾经是与人体脏腑器官联系最多的一条经脉，肾经强壮了，便会带动其他经络

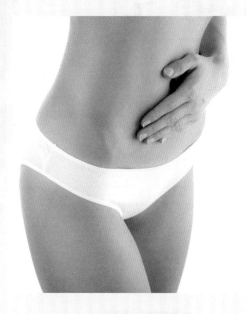

的强盛。肾经美容不仅体现在预防衰老上，而且肾经与人的生殖活动密切相关，如性生活质量不高可影响女性的内分泌活动，皮肤会黯淡无光，看上去整个人没有一点生气，这时就要补一补肾经的气了。

补肾经之气可以通过刺激肾经来解决，沿着肾经的循行路线进行敲打刺激，肾经的气强了、顺畅了，也可以疏通其他经络的不平之气。此外，补肾还可以搓耳，《黄帝内经》认为"肾开窍于耳"，而且"五脏六腑，十二经脉有络于耳"，平时坚持搓耳、捏耳，也可强健身体。

脾经养颜

每个女人早晨照镜子的时候，都会不自觉地看看自己的额头是不是有了浅浅的皱纹，眼角是不是出现了一条条的鱼尾纹。当然，当女人过了 50 岁，这些都是正常的生理现象，但如果只有三四十岁就出现了这种现象，就说明早衰了。《黄帝内经》认为"脾主肌肉"，这些皮肤的变化说明脾经的功能异常。

脾经的循行路线是从大脚趾末端开始，沿大脚趾内侧脚背与脚掌的分界线上行，再向上沿内踝正前方爬至小腿内侧，之后沿小腿内侧的骨头与肝经相交，在肝经之前循行，上行到大腿前内侧，进入胸腹部，夹食管旁，连舌根，散布舌下。《黄帝内经》认为上午 9 ～ 11 点是脾经当班的时候，所以早晨要吃清淡的食物、不要暴饮暴食，以免加重脾经的负担。

风过花香，
四季渲染容颜更柔媚

一年四季，自然万物都随着季节的变更而变化，人的皮肤同样也随着季节的更换发生着微妙的变化。无论春夏秋冬，爱美的女性都关注着自己的皮肤，不让美丽随着季节的变换而流逝。女人可以通过养生、调理，让美丽由内而外，这样才是真正的美。

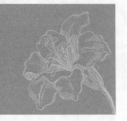

春：沉醉春天的美丽，来一场"桃花劫"

春季养颜养肝必修课，护肤注意防过敏

春风拂面，卷走了水分，带来了花粉和灰尘，它们在皮肤上着陆，肆意破坏女性朋友们的美丽防线。于是，一些女性的面部或眼角经常会出现小红疙瘩或者红斑，没过几天上面就会出现细碎的糠状鳞屑，痒痒的让人难以忍受，夜间更是厉害，一不留神就会把皮肤抓破，这让女性朋友们非常苦恼。其实，这些都是春风带来的过敏反应，这时对抗过敏，做好"面子"工作就是女人的必修课了。春天到来的时候，只要做好日常的皮肤护理，制作一些春日美食，便能轻松解决过敏问题。

做好皮肤日常护理

在外面忙碌了一天之后，一定要及时把落在脸上的花粉、灰尘等过敏性物质洗去，不给疾病以可乘之机。洗脸的过程中不要用碱性强的肥皂或洗面奶，因为这样会破坏皮脂膜从而降低皮肤的抵抗力。下面给大家介绍一下 3 种最有效的抗过敏食物。

蜂蜜：具有润燥滑肠、清热润肺、缓急止痛的功效，是春季理想的保健饮品。每天早晚冲上一杯蜂蜜水，就可以远离气喘、咳嗽、瘙痒及干眼等季节性过敏症状。

红枣：红枣含有环磷酸腺苷可防止过敏症状的出现。用 15 颗红枣煮水喝，每天 2 次，可预防过敏。

胡萝卜：胡萝卜营养价值很高，其中含有的维生素易被人体吸收，具有强身作用。尤其是 β－胡萝卜素具有强大的抗过敏作用，从而减少过敏性皮炎的发生。长期吃胡萝卜可使之光泽、红润、细嫩。

春季美颜养生小细节

春季护肤，少油多水

春风弄人，当感到皮肤紧绷发干的时候，就说明皮肤缺水了。如果不及时采取防范措施，就会进一步恶化，粗糙、皲裂、脱皮、干纹都会蜂拥而至，到时候再去想办法，已为时晚矣。春天，女性朋友的皮肤还有一个特点，就是不缺油，因为冬季的护肤品多是油性的。因此，春天的皮肤保养，首先就要把冬季的护肤品全部换成春季护肤品，倾向

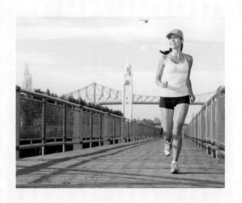

于补水保湿型。此外，还要让居室保持适宜的湿度。我们脸上有三个区是容易干燥、出油的，下面介绍这三个分区，学会分区护肤，让肌肤晶莹剔透。

T 区

T 区部位一直给人多油的印象，其实并非如此。尤其是在春季，T 区一般不会显得特别油。建议女性朋友可以用温和的保湿化妆水补水，并在 T 区部位停留时间稍微延长一些，如果感觉效果仍不满意，还可以用蘸了化妆水的化妆棉敷上 10 分钟。

唇部

唇部是春季保湿的重点对象。虽然春天不像冬天那么干燥，但大风让唇部水分的蒸发速度加快，缺乏水分之后唇部就会变得粗糙。建议大家每周做一次唇膜以滋养双唇。蜂蜜是唇膜的最佳材料，在双唇涂抹蜂蜜后，用一小片保鲜膜覆盖，半小时后洗净即可。

U 区

和 T 区相比，U 区的护肤重点是补水又"加"油。春季护理 U 区应当根据自己的肤质选择合适的补水保湿产品，以缓解皮肤干燥。建议选择玫瑰或红石榴精华的护肤品，它们是春天补水的好选择，同时，也可以准备一瓶喷雾以便随时补水。当 U 区出现干燥脱皮的现象时，应该勤做补水面膜，同时注意补油和维生素 A，这对皮肤脱皮的现象会有所改善。

春季美颜总动员

春天要做到全面养护容颜，除了要做好肌肤的保养工作外，还要顺应春天的季节特点，坚持健康的生活方式，才能真正做到养颜养生两不误。

多喝水

春天多风，人体容易因空气干燥而缺水，多喝水可以及时补充丢掉的水分，增进血液循环，促进新陈代谢。多喝水还有助于消化吸收和排除废物，防止代谢产物和毒素在体内瘀积，对肝脏造成损害。

穿着宽松

《黄帝内经》认为春天是人体阳气开始上升的时候，这时的阳气最怕压抑，喜欢自由自在。因此，春季衣着上尽量穿得宽松一点儿，如果哪位女性朋友喜欢扎小辫，这个季节不妨换一个舒适的发型，同时，帽子也不要太紧，这样气血才不会瘀积。一身的阳气顺畅自在，才能让人有强大的抵抗力面对气候带来的皮肤伤害。

心情要好

《黄帝内经》认为"肝喜疏恶郁"，故发怒或抑郁都会导致肝脏气血瘀滞不畅而生病。保证肝气运行不拘，就要学会制怒，尽力做到心平气和及淡定，保持乐观开朗的好心情，才可以使肝气正常生发、顺调。

饮食平衡

饮食注意蛋白质、糖类、脂肪、维生素等物质保持相应的比例。同时，保持五味不偏，尽量少吃辛辣食品，多吃新鲜的瓜果蔬菜，不暴饮暴食或饥饱不均。

多做运动

适量运动无疑是保持好身材、增强机体免疫力的法宝，如散步、踏青、打球、打太极拳等都可以使人体气血通畅，加速皮肤的吐故纳新，既能强身健体，又可怡情养肝。

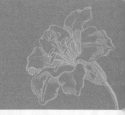

夏：炎炎夏季，掀起一阵美丽季风

夏季不变黑多出汗，赶走体内积寒

夏季是天地万物生长、葱郁茂盛的时期。夏天到来后，大自然阳光充沛，热力充足，万物生灵都借助夏天的阳气茁壮成长。

夏季发汗养心脾

夏季属火属心，主生长、散发，夏天多晒太阳、多出汗，可借阳气的充足来赶走身体里的积寒。随着家用电器的普及，家家户户都用上了空调，整个夏天都很少出汗，这样身体里的寒气就无法消除，还会使体内的寒气加重，于是到了秋天就会得痰证，出现咳嗽、咳痰等症状，大大降低了适应秋天寒燥的能力。

说起出汗，有人认为多运动就可以了。但是单纯的运动并不能养好心脾，所以既能发汗祛寒又能养好心脾的办法就是使用发汗方，下面向大家推荐几则发汗方以供参考。

石榴发汗方：石榴皮 150 克。把石榴皮煎液，倒入浴缸内，再加入热水，把水温调至 45℃左右。每日 1 次，每次 30 分钟，以泡至周身发热、皮肤发红、汗出不止并有疲劳感为度。

橘皮发汗方：陈橘皮 50 克。将陈橘皮用水煎沸 30 分钟，煎液倒入浴缸内，再加入热水，水温调至 45℃左右。每日 1 次，每次 30 分钟，以泡至周身发热、汗出不止为好。此方具有发汗去脂、清热排毒的功效。

降脂发汗方：木瓜 80 克，冬瓜皮 500 克，茯苓 200 克。先将木瓜、冬瓜皮、茯苓放入锅内，加水后用大火煎沸倒入浴缸内，再加入热水，水温调至 45℃左右。趁热将身体泡入热水中，以泡至大汗淋漓为好。

防晒永远是夏日的美颜要点

任何一件事物的存在或事情的发生，都是一把双刃剑，有好的一面，也有坏的一面。对于夏天的阳光，也是如此。它在带给人们炎热的同时，也会带来美的享受。很多人对夏季又恨又爱，恨的是酷热的高温、无处不在的强紫外线，爱的是夏天里可以展示青春的美好身段。紫外线是皮肤的致命杀手，但是如果悉心做好皮肤的日常护理，紫外线也就不足为惧了，女性朋友也完全可以爱上夏天。

了解紫外线的危害

紫外线主要损伤身体的皮肤和眼睛。皮肤对紫外线的吸收与其波长有关：波长短，透入皮肤的深度浅，照射后黑色素沉着较弱；波长长，透入皮肤的深度大，照射后黑色素沉着较强。在光化学反应的作用下，紫外线可以引起细胞内一些核蛋白和酶变性，被紫外线照射后，经过 6 ~ 8 小时的潜伏期后会出现一系列症状，包括皮肤干痛、表皮皱缩、起疱脱落等。

紫外线对组织的穿透力很弱，因此皮肤下的深层组织较少受伤。一些地方如海边、低纬度地区的紫外线异常强烈，可引起人体疲乏、低热、嗜睡等全身反应。还有一些女性朋友对紫外线过敏，经太阳照射后会发生日光性皮炎，也就是常说的晒伤，出现皮肤瘙痒、刺痛、皮肤脱屑等不适症状。

夏日防晒误区与防护措施

有些人在做了防晒的努力后，却没有见到什么效果，这是为什么呢？是防晒产品不够好，还是自己的防护措施有什么纰漏之处？下面列举一些防晒误区。

误区 1：阴天的时候没有太阳，所以阴天出门不用防晒。

误区 2：擦完防晒霜后马上就出门。

误区 3：今天上班匆忙，忘了涂防晒霜了，少涂几次应该没事儿。

误区 4：出门前擦了防晒霜，一天的防晒工作就做到位了。

误区 5：在夏天以外的季节，不需要使用防晒用品。

防晒应随时随地进行。防晒品中的有效成分需要一定时间渗透至角质表层后，才能发挥它的保护作用，因此最好出门前半小时就擦好防晒用品，出门前再涂一次。

夏季美颜养生小细节

夏季，万物蓬勃生长，呈现一派欣欣向荣的景象。但是，暑气外逼，阴气内藏，对女性的美颜和养生产生了许多新的问题。不同季节有不同的特点，夏天天气炎热，易至心火上炎，并且人们出汗较多，雨水也较多，故湿气较重，容易让脾的功能受损，这些都是其他季节所不具有的。

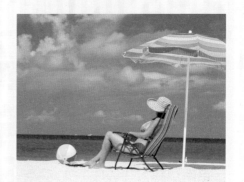

夏季美颜小细节

晨浴祛汗臭

夏天天气炎热，容易出汗，再加上人们穿衣较少，导致人体暴露面积过大，外界的尘土与汗水混在一起敷在皮肤上，使毛囊孔阻塞，影响汗液的排泄，不但容易中暑或长痱子，还会使腋下、会阴等部位出现汗臭。因此，夏季经常洗澡，清除汗垢势在必行。

夏季美颜化淡妆

汗多不爽，脸部毛孔扩张，处于开放状态，化浓妆会把毛孔堵塞，时间一长皮肤就会变得粗糙不堪。因此，夏天要想保持肌肤美丽健康，就要化淡妆。同时，化妆的基调应和谐自然、色彩靓丽，再搭配一套清雅大方的时尚服饰，就能展示出独特的风格和神韵。

游泳妆用防水型

夏日里美女如云，女性朋友们妆色清新淡雅，与多色眼影组合在一起，再加上蓝灰色眼线的勾勒，使得明眸闪烁生辉，但是一不留神，爬上游泳池的时候，眼影、眼线就随水而下，顿时就会上演一部"恐怖片"。因此，建议夏季游泳时选择耐水性好的化妆品。

要点妆，不要面妆

越来越多的美容专家认为夏天最好用"点妆"法，其实点妆是相对面妆而言的。面妆，是指用粉底霜对面部进行阴影造型的化法。但是，夏天气温高，皮肤大量分泌汗液和油脂，如果这时还像平常那样使用粉底霜和香粉，毛孔就会阻塞，继而出现皮肤炎症。

秋：再次演绎女人美丽的神话

补水排毒对秋燥说"拜拜"

早睡早起为"养收"

早睡早起的目的就是为了"养收"，早睡是为了顺应阴精的收藏，而早起则是为了让肺气得以舒展。除了早睡早起，要想从真正意义上做到"养收"，还要了解以下常识。

早睡早起

秋天的时候，自然界的阳气由疏泄趋向收敛、闭藏，在起居方面要合理安排睡眠时间，早卧早起。不过，也没有必要像古人那样"日出而作，日落而息"，每天晚上10点睡觉，早晨6点起床就可以。

饮食调养

秋天雨分少，且风多，天气十分干燥，应防秋燥。膳食的大方向应贯彻"少辛增酸"的原则，尽可能少吃葱、姜、蒜、韭菜等辛辣的食物，多吃一些具有酸味的果蔬，如雪梨、鸭梨，生食可清火，煮熟可滋阴、润肺、防燥。

适当运动

秋季白昼的时间缩短，日照时间变短，这个季节花木开始凋谢，特别是霜降之后。"无边落木萧萧下"，人体的功能也不再那么活跃了，但是为了振奋体内的阳气，应当积极参加体育锻炼，如登山赏红叶就是一项不错的运动。

气定神闲的呼吸法

日常生活中的呼吸方法是一种生存的本能，而不是一种人为的呼吸方法，只有人为地控制呼吸，使其具有一定的规律，才会发现呼吸带来的奇妙之处。呼吸主宰着人的气机，而气可以对人的情绪施加影响，有人发现深呼吸能够减轻紧张的情绪。

秋季美颜养生小细节

秋季护肤分段而行

　　秋季对皮肤的保养应分阶段进行，不同的阶段有不同的侧重点。初秋：可以选择含有胎盘素、维生素 E、维生素 C 和湿润剂的护肤品；中秋：应当选用油脂较多的护肤品对肌肤进行调理，从而使肌肤柔润有光泽。晚秋：在使用膏霜滋养面部的皮肤外，还应注重面部的按摩，以促进局部的血液循环，这样才能缓解皮肤的干燥、紧绷感。

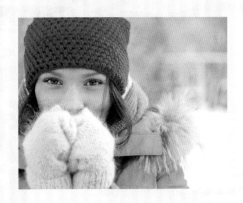

美颜行动，步步到位

　　下面从清洁、调节纹理、爽肤和均衡营养等方面传授如何做好秋季养颜的小细节。

　　清洁：早晚各用一次洗面奶清洁面部皮肤，可以温和并彻底卸掉脸上的化妆品以及面部皮肤表面的油脂和油垢；或先用温水把脸洗干净，再用凉水洗一遍，这样既可以有效清除脸上的脏东西，又可以紧致皮肤。洗脸的时候最好用无名指和中指从脸中部向外画圈洗，以减少脸部的细纹。

　　调理皮肤纹理：祛除皮肤表面角质，之后可以敷一敷黄瓜面膜，滋润皮肤，让皮肤变得水嫩起来。此外，也可以敷一敷珍珠面膜，即用珍珠粉和蜂蜜调和而成的面膜，不但可以"填平"皱纹，还具有美白功效。

　　爽肤：选用适合自己的爽肤水，可以调整皮肤的 pH 值，增强皮肤的抗病能力。可用化妆棉涂抹，也可以用指腹拍打。

　　均衡滋养：护肤的最终的目的是让皮肤处于水油平衡的最佳状态，不要因为皮肤较油就不爱使用乳液，这是一种错误的做法。皮肤出油，就更需要乳液的滋养了，如果能够配合爽肤水一起使用，两者共同调理皮肤的水油平衡，一个月下来，便会发现脸部出油渐渐减少了。

　　保护：很多女性朋友认为粉底对皮肤有刺激，都不大爱用。其实，粉底中含有的二氧化钛颗粒能够有效阻止外界病菌伤害皮肤，而且皮肤还会吸收粉底中的营养成分。此外，上了粉底再上妆也比较容易，前提是上粉底前要涂抹爽肤水和乳液。

冬季护肤要注意哪些细节

冬天要保持皮肤滑润，首先要减少与寒风的直接接触。最常用的是涂油脂、冷霜。其实只要每天早晨，先以干毛巾按颈部、胸部、足部之顺序用力擦拭，直至皮肤通红，然后以另一条毛巾浸冷水，拧干之后，依顺序用力擦身，直至通红就可以达到事半功倍的效果，还可防感冒，并立即成就红润的肌肤。冬季干燥的气候常常会使脸部皮肤出现

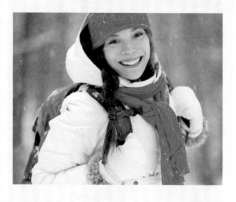

紧绷干燥的感觉，对于水分和油脂先天性分泌不足的干性皮肤来说，最好用湿的温毛巾洗 3 次脸，洗脸时最好用毛巾蘸水往脸上洗，或者用双手把水往脸上掬洒式地洗，这样既能洁肤，又能补充充足的水分，然后涂上防皱霜之类的护肤品并加以轻微按摩。

对于分泌不如春夏季那么旺盛的油性皮肤，可以采用柔性的摩面膏洁肤。中性皮肤则可以天天使用清洁霜和每周使用一次柔性磨面膏。冬季不要过度地按摩肌肤。做脸部按摩对肌肤当然有益，但是按摩的轻重速度、动作方向，都会影响肌肤肌肉，导致皱纹丛生。因此按摩时一定要顺着肌肉纤维的方向，进行柔和有致的动作。眼睛周围的皮肤非常敏感脆弱，更需要特别小心。冬季最好不要挤压暗疮粉刺。因为气温较低时，挤压暗疮后留在脸上的疤疤很难快速愈合，处理不好甚至会造成无法弥补的凹洞、疙瘩，最好勤加洗脸，保持脸部肌肤干爽，才是避免粉刺生长的最佳办法。

温馨小提示

冬季不宜穿裸露身体的衣服，防止寒风的侵袭。寒风一吹，肌肤即刻收缩而出现鸡皮疙瘩，进而毛细血管收缩，血流减少，汗腺闭塞，表皮缺乏水分就会显得干枯皲裂。

预防皮肤感冒，祛除阴邪

"防寒养肾"是重点

冬季是自然界万物闭藏的季节，其实，这都是冬天太耗伤阳气、不宜外出活动的缘故。同理，冬天时人体的阳气也会潜藏于内。由于阳气的闭藏，人体新陈代谢水平相应降低。但是，即使在寒冷的冬季，人们也要继续生活、继续工作，这时候就需要人之根本的肾来发挥作用。肾就像身体内的小火炉一样给人体提供热量和能量，保护身体不受阴邪的过度伤害。肾脏的功能通常代表着一个人的生命力，肾的火力旺，生命力就旺盛。反之，生命力就弱。所以，应当把"防寒养肾"当做冬季养生的重点。

养肾祛阴选食疗

补阳护肾度寒冬

肾阳的温煦功能是生命活动能够适应自然界变化的重要保证，冬季天寒，易损伤肾阳，故冬季饮食养生应以养肾御寒为主。饮食宜以补肾温阳、培元固本和强身健体为首要原则，虾仁、核桃仁等均是具有温补肾阳作用的食品。

体质与饮食的关系

人与人之间的体质是不同的，冬季饮食进补应因人而异，这才是最科学的。

阴虚之人应多吃滋阴的食物，如芝麻、乳品、蔬菜、水果、糯米、蜂蜜、鱼类等。

阳虚之人应多吃补阳的食物，如韭菜、猪肾等。

气虚之人应多吃补气的食物，如人参、莲肉、山药、红枣等。

血虚之人应多吃补血的食物，如荔枝、甲鱼、羊肝、黑木耳等。

血瘀之人应多吃具有活血化瘀作用的食物，如桃仁、油菜、黑大豆等。

气郁之人应多吃具有疏肝解郁作用的食物，如佛手、橘皮、荞麦、橙子、茴香等。

冬季美颜养生小细节

养成好习惯防"感冒"

冷水刺激

冷水刺激可以提高皮肤对冷空气的适应力。冬天气温低，早晨洗脸时，很多人都喜欢用热水，其实这样并不好，用热水洗脸后，会使局部毛细血管扩张，容易使皮肤出现红血丝，同时带走大量水分。在此向大家推荐一种正确的、健康的、美容的洗脸方法，具体如下：先用温水洗脸，这样可以有效清除掉皮肤的油脂，然后再用冷水，但并不是直接用冷水洗脸，而是用手蘸冷水后在脸上轻轻拍打，持续60秒左右。其目的在于防止冷空气给皮肤带来的不适，还能收缩毛孔，防止毛孔粗大。

肌肤补水要留心

一提起冬天的天气就会想到"干冷"二字，在这种寒冷、干燥的天气中，皮肤最容易缺水了。在应对皮肤缺水的问题上，很多人选择使用润肤面膜给皮肤增加水分，这是一种比较直接的途径，但是敷面膜方式做不到位的话，既不能缓解皮肤缺水现象，还会对皮肤造成伤害。

贴心小叮咛

很多女性朋友认为补水面膜做的时间越长越好，那到底是不是这样呢？面膜的营养成分一部分通过皮肤吸收，另一部分暴露在空气中自然蒸发。当皮肤吸收饱和后，敷面膜时间过长，如果面膜已经变干但还没有及时卸去，皮肤中的水分就会返流到面膜中，这时就不是补水面膜而是吸水面膜了。

补水面膜在脸上最好贴敷在15分钟左右，最长也不要超过20分钟。快到时间了，就用手去感觉一下面膜是不是还有湿润感。如果已经干了，就要及时揭下，否则既浪费了时间，又会丢掉刚刚补入的水分。

脸部"运动"，让自己的脸动起来吧！冬天气温低，皮肤的新陈代谢像进了暮年的老黄牛，容易晦黯无光。这时候，起皮、发痒就窜出来捣乱。给脸部的皮肤做做按摩，轻轻地以打圈的形式由下到上进行操作，不但能够促进皮肤的新陈代谢，而且还可以预防冻伤。

变美看体质，
养颜方式要因人而异

　　"体质养颜"一词在当今这个美容养颜风尚盛行的社会对很多人来说并不陌生，尤其对于爱美的女士来说，似乎一切与养颜有关的事都是头等大事。所谓体质养颜，就是以体质为基础，有针对性地进行科学调理，以达到养生养颜的目的。

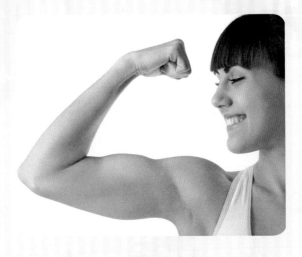

每个人都有其特定的体质，体质和我们的身体健康、养生究竟有什么关系呢？体质养生是中医的观点，中医理论将体质分成了九种类型：平和质、气虚质、阳虚质、阴虚质、痰湿质、湿热质、血瘀质、气郁质、特禀质。其中，平和质是符合标准的健康体质，拥有平和体质的人约占人群总数的5%；特禀质指的是过敏体质，包括某些遗传疾病导致的。

体质是人类生命活动中一种重要的表现形式，人自出生以来就存在着体质差异和人群体质特征差异：有刚有柔，有强有弱，有高有矮，有胖有瘦，甚至寿夭不齐，并且存在着筋骨强弱、肌肉坚脆、皮肤薄厚的差异。

其实，"体质"二字我们并不陌生。我们经常会说某个人的体质好，某个人的体质不好，就是在表达某个人身体好，某个人身体不好。这种表达虽然包含了体质最基本的内涵，却过于笼统，体质的改善是很难依此操作的。

在现实生活中，绝大多数人的体质都属于不健康的体质。这些不健康的体质影响着人们的饮食起居，甚至严重影响到正常的工作和学习。如果一个人体质不好，就会整天闷闷不乐，身体的很多部位会出现不适现象，如气血亏虚、体寒、湿热等，面色也会变得难看，女性引以为傲的容颜就会慢慢褪去，取而代之的是沧桑、衰老。

对于人们来说，体质是先天的，人们很难认识到体质差对身体的影响以及对容颜的摧残，而是任其发展，直到疾病产生后再究其根源，这时治疗起来就很麻烦了，被摧残的容颜也很难修复。所以，女人养颜首先要做的就是明确自己属于哪种体质，根据自己的体质来养颜。

女人如何根据自身状况进行择体养颜呢？

所谓择体养颜，就是根据自己体质的实际情况来调整身体上出现的偏颇，进而改善体内环境和面容，达到由内而外显现健康容颜的目的。

如果皮肤干燥，应做好保湿工作；皮肤衰老，应从抗皱入手；肤色暗淡，应从美白提亮入手。平常要多使用补水、滋养、靓肤效果较好的产品，吃些滋养肌肤的食物，饮食多样化、粗细搭配，并结合身体锻炼、穴位按摩，才能保持健康美丽。下面我们了解一下以下三种体质女人如何养颜。

气虚体质者

多表现为面无血色、脱屑增多、皮肤干燥，比其他体质者更容易衰老。因此，改善体质、做好防护工作是该类体质者养颜的重点，可以选择珍珠类、人参类、维生素类护肤品，同时注意做好四季补水保湿工作。

阴虚体质者

皮肤缺水现象较严重，缺乏弹性，容易长皱纹，角质层较厚，皮肤暗淡无光、粗糙，应多用补水、去皱、美白产品，多吃果蔬。

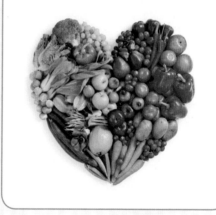

阳虚体质者

多表现为皮肤松弛、面色苍白、脸上生斑，容易出现黑眼圈，补益过程中应注重健脾、化湿、通阳，调节好自己的情绪。

择体养颜是改善容颜最根本的方法，它可以避免女性乱用化妆品、乱服补益产品。因为多数女性对化妆品的选择都是依据"口碑"，别人说好用自己就会买来用，也不看适不适合自己的皮肤。比如，有些女性是油性皮肤，却误选了油性化妆品，而并非去油补水效果较好的化妆品；有些女性属于混合性皮肤，却选择了强效去油的洗面奶，而并非调理型洗面奶，这样不但达不到调理、改善的目的，还会让皮肤状况变得更糟。

有一些女性听到别人说吃什么东西美容养颜，自己就直接买来吃，比如，体内湿气重的女性听说吃红枣可以补血美容，就买回来长期食用，结果湿气长期积在体内，出现或加重了水肿现象。

《黄帝内经》
是体质养颜的开始

《黄帝内经·灵枢·论痛篇第五十三》中记载着"筋骨之强弱，肌肉之坚脆，皮肤之薄厚，理之疏密，各不同……肠胃之厚薄坚脆亦不等"，强调的就是体质不同，身体特征也不尽相同。《黄帝内经·素问·逆调论篇第三十四》中记载着"是人者，素肾气胜"，这里提到的"素"就相当于我们常说的体质。

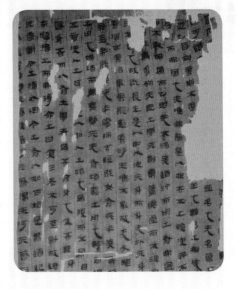

《黄帝内经》中有很多篇章都涉及体质的介绍。如《素问·血气形志篇第二十四》《灵枢·寿夭刚柔篇第六》《灵枢·经水篇第十二》、《灵枢·五变篇第四十六》等都从不同角度详细分析和描述了体质，虽然并没有直接出现"体质"二字，但记载了很多与其相近的词，如"素"、"质"、"身"、"形"等。

《黄帝内经》认为，脏腑大小、质地、位置和形态特征的不同是体质产生差异的基础。在《灵枢·本藏篇第四十七》中有这样的相关记载："五藏者，所以参天地，副阴阳，而连四时，化五节者也。五藏者，固有小大、高下、坚脆、端正、偏颇者；六府亦有小大、长短、厚薄、结直、缓急。"这段话意在描述各脏腑"体"的不同特征。

现今人们，因敏感多疑、焦虑不安、压力过大等因素患上抑郁症者数不胜数，自杀也并非罕见。其实，这些人中有很多在患上抑郁症前便拥有了气郁体质，严重的气郁体质会导致精神障碍，表现为抑郁、焦虑不安，有些神经质。此外，气郁体质的女性还可能会出现月经不调、经前期综合征，甚至罹患肿瘤等。

疾病是影响我们幸福生活的最大障碍，是生命中危害深远的祸患，它的产生与某些病理体质是分不开的。中医所说的"治未病"指的就是在疾病出现苗头前从根源上防止它，这个"根源"就是我们常谈到的体质，它直接关系着人的健康。

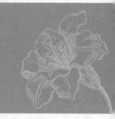

"平衡阴阳"
是女人体质养颜的宗旨

什么是真正的美女呢？不是浓妆艳抹下的妖娆，也不是病态中的清瘦，而是不施粉黛却光彩照人，面有红光，发黑如墨，略显丰腴。试想，不通过化妆品的装饰便可让容颜大放光彩，哪个女人会不为所动？

只有由内而外、健康自然的美丽才称得上是真正的美！《黄帝内经》中有这样的说法："阴平阳秘，精神乃治。"、"得神者昌，失神者亡。"由此可见，阴阳平衡是达到由内而外的美丽，做真正美女的必经之路。

阴阳平衡的女人是最美的，而美丽又是女人一生的追求，有些女性甚至为了美丽而"不择手段"。例如：

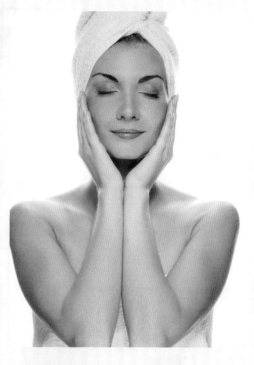

有的女性迷信高级化妆品，终日沉醉在美容护理之中；有的女性不惜耗费巨资，投身于整容手术之中；还有的女性置身体健康于不顾，迷信激素注射，甚至成瘾等。然而，即便付出了这么多，效果仍不尽如人意。有些美只能维持一段时间，它们只是暂时的、表面的，过不了多久，便又回到了原状。

其实，这些错误是多数女性都犯过的，她们忽略了一个问题：美要由内而外，并非仅仅是外在。那么到底怎样做才可由内而外散发出美的"味道"呢？答案还是阴阳平衡。"阴阳"二字，说时容易做时难，多数女性对其了解甚微。生活当中，阴阳随处可见。一日之中，白昼为阳，夜晚为阴，因此，一天之中的时间合理分配是健康的根本。否则，晚上休息时间少，到了白天，身体就会疲惫不堪，长此以往，身体上的不适就会通过皮肤表现出来，如黑眼圈、痘痘、皮肤暗沉等。

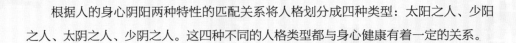

你是"四态人"中的哪一种

根据人的身心阴阳两种特性的匹配关系将人格划分成四种类型：太阳之人、少阳之人、太阴之人、少阴之人。这四种不同的人格类型都与身心健康有着一定的关系。

太阳之人

这类人性格豪放、谈吐随意，但真才实学并没有多少，经常言过其实，志向远大而不切实际者居多，过于自信、得意。非但如此，这类人即便遭遇了失败也很难悔改，心理健康常处在较低水平。

少阳之人

这类人做事谨慎，懂得自尊自重，与人交际是此类人的强项，不喜欢默默无闻地工作，时不时出出风头是这类人的习惯，他们走路时昂首挺胸，自信满满。这类人的心理通常处在健康水平。

太阴之人

这类人贪得无厌，为富不仁，索取多于付出，经常处心积虑地算计别人，只顾个人利益，见风使舵。这类人的心理健康水平通常较低。

少阴之人

这类人爱占小便宜，即便是蝇头小利，也不会放过。害人之心常存心中，并且存有幸灾乐祸的心态，别人有所失会让他觉得开心，就好像他自己会因此有所得一样；别人获得利益、成就之时，嫉妒之火便在其胸中燃烧，他会因此愤愤不平。

中医望、闻、问、切
体质判定法

中医诊断，讲究的是望、闻、问、切，《黄帝内经·素问·经脉别论篇第二十一》中有这样的叙述："诊病之道，观人勇怯，骨肉皮肤，能知其情，以为诊法也。"对于体质的判断，也可根据这四点来进行。

望诊

望形体

①形体肥胖，但只是超重，并未达到肥胖标准；肌肉结实，行动灵活，通常可望诊为平和、湿热、痰湿体质，气虚不明显。形体肥胖，懒散，动作不灵敏，有气无力、倦怠，多为痰湿兼夹阳虚或气虚体质。

②形体消瘦，体重没有达到标准，皮下脂肪比较少，可以判断为虚性体质；如果瘦弱，而且肌肉松软，面色枯黄，说话时气力亏虚，声音低怯，多属于气虚体质；如果身形消瘦却肌肉结实，动作灵敏，精力旺盛，则多属于阴虚内热体质。

望舌质

①舌头淡红而润泽，说明体内寒热均匀；舌面上的舌苔薄白、清净，则为体质平和之象；舌苔过白，滑并且湿润，说明体寒；舌苔粗糙，或者舌厚、发黄、滞腻，则说明体内有湿热；舌苔经常厚而不退，说明体内有湿热或痰湿；没有舌苔，多为阴虚；舌头赤红无苔，说明内热过高；舌体暗紫，或舌上有瘀斑瘀点，多属血瘀体质；舌体边缘经常出现牙齿痕印，多属于阳虚体质。

②舌体胖大，淡而嫩，舌质柔软，多属于阳虚或气虚；舌体瘦小、色淡、萎软，多是气血双虚；舌体小、红，舌苔少，多属于阴虚或内热体质；舌体胖大而红，多属热性体质；整个舌头明显肿胀，舌尖发红，多是饮食过多或过热导致体内湿热过剩。

闻诊

闻诊是诊察疾病的重要方法之一，颇受历代医家重视。《素问·脉要精微论》以声音、语言、呼吸等来判断疾病过程中正邪盛衰状态。从声音的高低强弱，从气味的酸臭腥腐，可以辨别寒、热、虚、实等人体体质，在四诊中也属重要的一环。例如说话声音洪亮，底气和中气十足，多属于痰湿或平和体质；出汗时，汗味、体味较大，多属于痰湿或湿热体质。

问诊

问二便

喝完水就想小便，夜尿多，多属于阳虚体质；小便发黄，则说明内热多；精神紧张便会尿频，有时呕秽，会因小便次数多而心神不安，多属于气郁、气虚体质；大便干燥、黏腻、恶臭，小便发黄，多属于湿热体质。

问经带

经常性经量过多，经期提前，经色鲜红者，多属于热性体质；经色淡红，多属于血虚、气虚体质；几乎每次月经来潮时经量都偏少，经期延后也时有发生，经色暗、痛经者，多属于血瘀、气郁体质。

问寒热

畏寒怕冷、常年手脚冰凉，睡不暖和者，多属于阳虚体质；出现上述症状，并伴随着头晕、心悸、多梦、面黄、经量少、经色淡等症，多属于血虚体质。

切诊

脉象有力，节奏整齐，则说明身体状况良好，多属于平和体质；如果摸来摸去都找不到脉象，或脉象细弱，若有若无，多属于虚性体质；脉象如琴弦般端直而长，则说明肝脏功能不调，易形成或加重血瘀和气郁体质；处在平静状态下，脉象较快，则说明其体质偏热；脉象较常人慢，多属于阳虚体质。

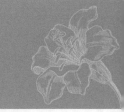

气虚体质：
气血充足，女人才有精神

补元气、养真气，女人会更加美丽

中医认为，肺掌管着人体的气，肾负责封藏人体元气，脾胃是气血的生化之源。要想补养好体内的气，应当从脾胃、肺和肾三方面入手。

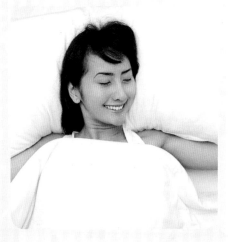

先从脾肾着手，食疗补气。气虚质的女性应选择可以补气的食品，或选择适当的补气药材为自己"打气"。气虚体质者要以温补为主。所谓温补，意在强调慢补，不可直接用温热之品大补，最好选择温和的药物来补养。温补讲究的是循序渐进，最忌急功近利。补益的过程中，切不可损耗自己的元气，边补边耗，实际上是在做无用功，尤其是激动的情绪，就是在"发气"。

凡事要冷静面对，应对复杂情况时更要镇静，勿着急上火；心胸要开阔，保持积极乐观的心态，坦然面对生活中的悲喜；有自己的兴趣爱好，心中烦闷之时便可有寄托之处。如果能做到这几点，情绪就能被你"训"得"服服帖帖"的，也可保证脏腑健康，进而保证身体健康。气虚体质者身体虚弱，不宜做剧烈运动，负荷太多，出汗太多，气虚症状会更甚，应选择简便的锻炼方式，如散步、太极等。如果能持之以恒，气虚现象便能够得到改善。气虚体质者也不宜"憋气"或用力过猛，否则容易出现气短、头晕等症状。

每天吃上几颗红枣，可有效改善气虚体质。中医认为，红枣具有补益脾胃、调和药性、养血宁神等效果。西医对红枣成分进行了详细分析，认为红枣中氨基酸、胡萝卜素、各种维生素、铁质、钙质、磷等含量丰富，可改善肝脏、心血管系统、造血系统等的功能。

气虚体质的养颜原则：补脾、健肺

气虚体质者的脾肺功能通常较弱，和阳虚体质者有些相似，但又不完全等同于阳虚。阳虚多表现为阳气虚、热量不足，这种人总觉得周围不够温暖，畏寒怕冷。气虚体质者虽有阳虚倾向，但多表现出脏腑功能低下，尤其是肺脏、脾脏功能较弱。

人们常说说"人活一口气"，这里的气指的就是肾元气，而这肾元气靠的就是脾生化出的水谷精微物质和吸入的氧气来补充，整个过程永不停歇地进行着，印证着"脾为气血生化之源"的说法。所以，脾肺不足，很容易导致气虚。肺主皮毛，如果肺气虚，人对环境的适应能力就会下降，冬天怕冷，容易受寒；夏天怕热，容易中暑、伤暑等。气候变化、季节转换之时很容易患感冒。脾气虚的女性有两极化倾向：一类表现为胃口差，食量小，经常出现腹胀、便秘、便量少等症状；另一类则会出现胃强脾弱的症状，具体表现为食欲好，食速快，食量较大，每次吃饭后明显腹胀，出现疲乏无力等现象。

脾气虚的女性可能会有些肥胖，但多为虚胖。生过小孩儿的气虚体质的女性肚皮松软，就好像海绵，弹性较差，经常会出现头晕、血压低等现象。很多气虚体质女性都抱怨说自己经常会疲倦、懒惰、无力，总想一天到晚躺在床上或卧在沙发上。由此可见，气虚女性不但形容憔悴，身形也会大受影响，而其决定因素就是脾肺。气虚女人，要想保住自己的容颜、体态，首先就要做好补脾、健肺的工作。

补脾

可以通过吃补脾食物来解决，如常吃糯米、红薯、粳米、白扁豆等。另外，每餐不宜吃过饱，七分饱就可以了，晚餐更要少吃，并且要细嚼慢咽。

健肺

平时可多吃些健肺食物，如甘蔗、百合、蜂蜜、豆浆、松子等；保证饮水量充足，每天喝足 2000 毫升水，以保证肺和呼吸道的润滑，日常多做有氧运动，多做深呼吸，将体内浊气排出体外；保持好心情，因为忧愁的情绪容易损伤肺，每日笑口常开有助于宣发肺气。

饮食：多吃补气食物，忌冷抑热

名医指点

气属阳，气虚体质者会因气不足而在阳气充足的春夏季节感到身体不适，在阳气不足的秋冬季节觉得难熬，容易发病，原有的疾病会加重。所以，气虚体质者冬季要适当增添衣物，以维护体内阳气；夏季劳作应适度，过劳会过多散发体内热能，伤元气，也不宜食用过多冷饮，防止伤害体内元气。

气虚体质者说话声音低小，呼吸轻而浅。如果所属的是肺气虚，适应环境的能力就会比较差，在季节变换之时容易患伤风、感冒等，冬怕冷，夏怕热，经常疲乏无力、慵懒倦怠。

女人气虚的原因

从先天因素来看，气虚体质可能是母亲怀孕时营养不足、妊娠反应剧烈进食不当所致；从后天因素来看，大病、久病后大伤元气，身体进入到气虚状态；有些女性长期节食减肥，营养不足，形成了气虚体质；长期七情不畅、肝气郁结，长期用脑过度、劳伤心脾，经常服用清热解毒中成药、激素等，都会加重气虚体质。从这里，我们也能看出，气虚体质者非常易感，很容易受外邪侵扰，患上各种疾病，如果从饮食上入手调理气虚体质，应注意忌冷抑热、细嚼慢咽。

气虚平时多吃这些

如粳米、糯米等谷类食物可以养胃气。山药、莲子、薏仁、胡萝卜、木耳、乌骨鸡、白鸭肉等是补气、健脾胃的佳品，人参、黄芪、白扁豆等是具有补气之功的中药。

气虚忌食这些

山楂、佛手柑、大蒜、香菜、胡椒、薄荷、荷叶等，少食或不食金橘、橙子、生萝卜、砂仁、菊花等。

番茄牛肉

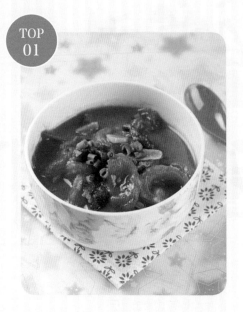

TOP 01

原料： 牛肉 500 克，番茄 1 个，卷心菜 1 个

调料： 料酒、味精、盐、葱花各适量

做法：

①将番茄清洗干净，切成块状；牛肉清洗干净后切成薄片；卷心菜清洗干净后切成片状。

②锅中加水用大火烧开后放入牛肉，撇去上面的浮沫，加入适量料酒，炖至牛肉将要熟烂时放入番茄、卷心菜，炖至牛肉熟烂后，再加入适量盐、味精，撒上葱花即可。

功效：补脾胃，益气血，强筋骨。

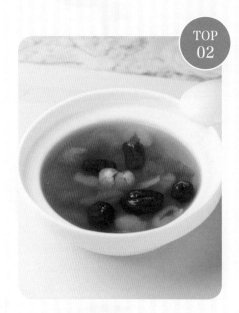

TOP 02

红枣桂圆汤

原料： 红枣 20 克，桂圆 15 克，枸杞 10 克

调料： 红糖 30 克

做法：

①红枣洗净去核，桂圆去皮去核。

②将红枣、桂圆肉、枸杞同放入锅内，加入大约 500 毫升清水，用旺火烧沸，改用小火炖煮 35 分钟，加入红糖搅匀即可食用。

功效：红枣桂圆汤一年四季都可以当水喝，它具有补气血，养脾胃等功效。

贴心小叮咛

女性胃肠功能较差，所以，吃饭过程中忌狼吞虎咽，应将食物充分咀嚼后咽下，这有助于消化。否则，食物未被充分咀嚼进入胃中会加重胃肠负担，影响胃肠功能，时间久了，气虚症状会更加严重。

穴位：常按补气 4 大穴，告别亚健康

足三里穴

人体内的穴位很多，而保健养生作用最佳的是足三里穴，足三里穴有"保健穴""长寿穴"之称。该穴可调理脾胃、扶正培元、祛病延年。经常按压足三里穴可以有效调节胃液的分泌，增强消化系统功能，同时提高人体免疫力，延缓衰老。

快速取穴 TIP：

用右手掌心按准右腿膝盖顶部，五指朝下，中指顶端向外一指的位置就是右腿足三里（或将手腕横纹，对准膝盖处髌骨的上边，手自然的搭下去，中指尖所指的位置）。换左手用同样方法可以找到左腿足三里。

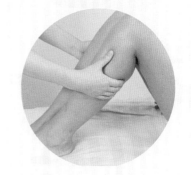

简单按摩方法：

用拇指指面着力于足三里穴位之上，垂直用力，向下按压，按而揉之。其余四指搭在小腿肚上，起支撑作用，以协同用力。

膻中穴

膻中穴为任脉上的主要穴位之一。如果你经常出现胸闷、咳喘、吐逆、心悸等症状，按摩此穴便可取得良效。心情不好的时候，也可以按摩膻中穴，缓解低落的情绪。因为负面情绪会影响周身之气的畅通，气机不畅，便会出现心烦意乱、胸闷等症，按摩膻中穴后，这些症状就能够得到缓解，情绪也会好起来。

快速取穴 TIP：

正坐或仰卧位，膻中穴位于人体的胸部，在人体正中线上，两乳头之间连线的中点，平第 4 肋间，按压有酸胀感。

简单按摩方法：

膻中穴的按摩方法非常简单，用拇指或中指指腹稍微用力按摩该穴至出现疼痛感。每次按摩 10 秒钟左右，每 6 次为一遍，每天按摩两遍就可以了。

关元穴

关元是任脉和足太阴脾经、足少阴肾经、足厥阴肝经的交会穴，三焦元气所发处，与命门之阳相连，为阴中阳穴，也是补益全身的要穴。按摩关元穴，具有补摄下焦元气，扶助机体元阴元阳的功效。气虚体质者如果坚持按摩关元穴，便可显著改善体质。

快速取穴 TIP：

仰卧位，将耻骨联合上缘的中点和肚脐连线5等分，由下向上2/5处，按压有酸胀感。

简单按摩方法：

用手食指指腹揉关元穴2分钟~3分钟，长期按摩，可改善痛经、失眠等病症。

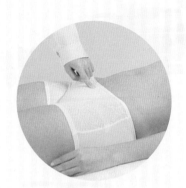

气海穴

要想补气，按摩气海穴可是少不了的。前人有云："气海一穴暖全身。"意在强调气海穴的温阳益气、化湿理气等作用。此外，气海穴还可扶正固本、培元补虚。中医称之为"生气之源"，人体内的真气就是由气海穴生化出来的。体内阳气不足、缺乏生气，就会导致虚寒性疾病，按摩该穴便可缓解此类症状。《黄帝内经》有云："正气存内，邪不可干"，"邪之所凑，其气必虚"。意思是说，体内有了湿邪，气机便会受阻滞，病症也会由此而生。气海穴是人体阳气蒸发阴液的关键，对于湿邪为患、气机不畅导致的各种疾病，如绕脐腹痛、水肿鼓胀、脘腹胀满、大便不通、疝气、月经不调、痛经、经闭、产后恶露不止、脏气虚疲、腰痛、食欲不振、夜尿症等，均具有良好的疗效。

快速取穴 TIP：

仰卧位，先取关元穴，在关元穴与肚脐连线的中点处，按压有明显的酸胀感。

简单按摩方法：

将掌心紧贴在气海穴上，沿顺时针方向分小圈、中圈、大圈按摩100次。

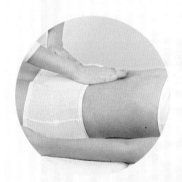

小提示：谨避风寒，避免过度疲劳

气虚体质者对温度非常敏感，稍遇寒冷便会手脚发凉，容易患上伤风感冒。所以，气虚体质者平时应注意避寒保暖，生活起居中不宜过度劳作，应劳逸结合，结合运动、食补，才能从病理体质恢复到健康状态。

气虚体质者经常会出现疲劳、浑身没劲、睡不好、感觉难受却又说不上来哪里难受的现象。气虚和感冒、发热、脏腑疾病等不同，即便使用先进的科学仪器也是检查不出来的，它与现代医学上所说的亚健康相似，但又有一定的差异。所谓亚健康，就是指阴阳、气血失衡，脏腑功能低下等。气虚体质的诱因是元气不足、气息衰弱、脏腑功能低下等。

中医认为，气是肾中精气、脾胃运化的水谷之气，以及肺吸入的空气结合而成的，元气不足，人体中便会发生一系列病理反应，各种疾病也会接踵而来。

气虚体质与现代人所承受的压力，以及不良的生活方式密切相关。气虚体质者日常应注意防寒保暖，谨避风寒，合理饮食，健康运动，以改善自己的体质。

气虚体质者的日常起居注意事项较多，首先要注意的就是劳逸结合，过劳或过逸都会损伤正气，导致气虚更甚。此外，此类体质者活动或劳作过后应避免劳汗当风，以免外邪入侵。也不要因此畏惧劳作，因为适量运动可通气血、健脾胃。

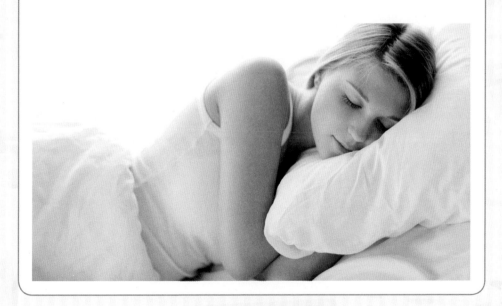

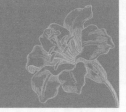

阳虚体质：
温阳散寒，阳气充足容颜美

女人养颜的生命原动力——阳气

中医认为，阳虚是气虚进一步发展导致的，如果不对阳虚加以控制，很容易出现阴阳两虚现象。下面给大家介绍常见的六种阳虚体征。

脾阳虚

脾阳虚是阳虚体质者最为常见的症状。脾阳虚的女性常会出现食欲不振、恶心、打嗝、干呕、泛酸水、大便清稀、腹痛腹胀、喜温喜按、口淡不渴等症。

胃阳虚

这种阳虚体质并不常见。胃阳虚女性常会觉得胃部不适、胀闷，甚至会出现被火灼烧般的疼痛。另外，胃阳虚患者经常会觉得饥饿，但又不太想吃东西。有些女性还会出现怕风怕冷等症。

心阳虚

心阳虚患者多会有心悸心慌、胸闷甚至疼痛等现象，夜间睡眠质量下降，经常会出现失眠、多梦、心神不宁的现象。

肝阳虚

肝阳虚患者通常会出现头晕、两边胸胁不舒服、乳房胀痛、月经不调等症。此外，肝阳虚的女性疑虑较多，很容易出现情绪低落、抑郁等。

肺阳虚

仔细观察肺阳虚女性，我们会发现这类女性呼吸无力，咳嗽的时候声音较低。这类女性咳出的痰液通常为白沫状，容易感冒，感冒后较难痊愈。

肾阳虚

肾阳虚患者经常会出现腰膝酸软、尿频、小便不利等症状，严重时甚至会出现性冷淡等性功能衰退症。此类女性经常会出现腰痛、腰部发凉、四肢冰冷等现象。

阳虚体质的养颜原则：温阳散寒，脾肾双补

所谓阳虚，其实就是指缺乏阳气，所以，阳虚体质者应注意补充体内的阳气。此外，体内如果长期缺乏阳气，得不到温煦之光的温暖，身体便会长期处在寒冷状态。所以，温阳散寒是这类体质者养生保健的重点。

《黄帝内经》将人体看成一个以五脏为中心的整体，五脏之中，肾和脾分别被称作"先天之本"和"后天之本"，从脾肾入手补养，便可起到事半功倍的效果。中医认为，肾为阳气之根本，脾为气血生化的源头，只有脾肾阳气充足了，身体健康才会有保障，容颜才能有光彩。所以，属于阳虚体质的女性想做好养颜工作，先要注重温阳散寒、补益脾肾，不可直接用滋补功效很强的食物或中药来补阳。否则，不但达不到补益的效果，还有可能导致上火。我们都知道，脾胃最怕暑热挟湿，而夏季很难避免暑热、湿邪，所以，夏季应多吃些健脾祛湿的食物，如冬瓜、薏仁、红豆等，合理进补。《黄帝内经·素问·四气调神大论篇第二》中有这样的说法："夫四时阴阳者，万物之根本也。所以圣人春夏养阳，秋冬养阴，以从其根；故与万物浮沉于生长之门，逆其根则伐其本，坏其真矣。"意在强调阴阳为万物之根本，古代圣人皆知春夏季节养阳气，秋冬季节养阴气的原则，以顺应自然界阴阳变化，从根本上增强体质，延年益寿。

如果不遵循这个准则，身体就会一天不如一天。要想养生、养颜，首先要做的就是顺应天地间阳气生长的规律，春夏季节合理进食补阳食物和药膳，以补足阳气。

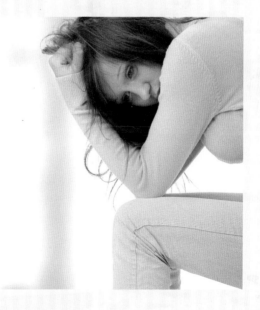

饮食：多食温热，忌食生冷

名医指点

阳气的作用首先就是"温煦"，阳气就好比太阳，我们经常会说："太阳出来了，好暖和啊"，阳气也是一样，人有了阳气身体才会暖和，才能维持正常体温，这也是为什么人死的时候，身体会冰冷的原因——阳气不在了。阳气"温煦"的功能的强弱，通过观察身边的人就能看出来。阳气"温煦"的功能弱的人，甚至在烈日炎炎的夏季，都会觉得身上发冷；相反阳气"温煦"的功能强的人，别人都穿两三件衣服了，他还可以只穿一件。另外，阳气还能"温养"人体。自然界，日照充足，气候温暖适宜的地方，动植物活力就强；相反，日照时间短、天寒地冻的地方，生机就不足，植物枯萎，动物冬眠。人也是一样，有的人精力充沛，活力十足；有的人精神萎靡，连话都不愿意说，这些都跟阳气的"温养"作用分不开。

女人阳虚的原因

阳虚体质的女性非常怕冷，稍一遇冷便蜷缩成一团，平时背部、腹部冰凉。到了冬天，手冷过肘，足冷过膝。所以，阳虚体质女性应将背部、腹部、四肢作为防寒重点，尽量不要穿露脐装、低腰裤等。上衣要盖过肚脐丹田处和腰骶部，因为这些部位为元阳所在之处，并且位于盆腔，盆腔充血较多，时刻准备着月经来临。

阳虚平时多吃这些

具有养阳作用的食物，例如：牛羊肉、精瘦肉等；可以吃一些温宫祛寒、行气理血的食物，例如：豆类、香菇、大枣、黑木耳等；还可以吃一些维生素C含量丰富的蔬菜、水果。

阳虚忌食这些

性味寒凉之物，例如：兔肉、鸭肉、鸭蛋、柿子、苦瓜、冬瓜、香蕉、西瓜等，应少吃或不吃。罗汉果、金银花、野菊花、薄荷虽然为清凉败火、解暑消渴的佳品，但是并不适合这类人服用。

枸杞淮山海参汤

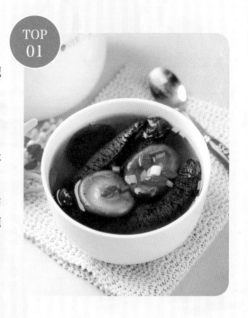

TOP
01

原料： 淮山药 15 克，巴戟天 15 克，枸杞 15 克，海参 250 克，香菇 5 克

调料： 葱花少许，盐、料酒各适量

做法：

①海参放入加有料酒的沸水里焯 2 分钟，将焯好的海参捞出。

②将除海参以外的食材煮好放入碗中，最后将海参放入；煮好的汤汁倒入装有食材的碗中，放入锅中蒸 3 小时；出锅时加适量盐调味，撒点葱花即可。

功效：具有补肾阳、壮筋骨、祛风湿的功效。

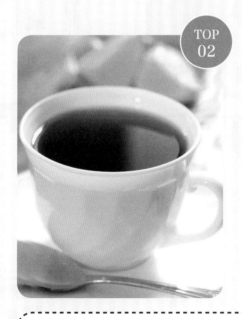

TOP
02

红枣姜糖茶

原料： 红糖 20 克，生姜 30 克，红枣 25 克

做法：

①生姜洗净，切片；红枣洗净，在表面用刀划开 2 刀。

②锅中加 2 碗水，烧开后放入姜片、红枣和红糖，加盖，转小火煮 20 分钟即可。

功效：具有温中散寒、养血活血、补中益气、养血安神的作用，红枣姜糖茶就是一道简单易做的补阳膳食。

贴心小叮咛

女人要想改变或防止形成阳虚体质，切忌长期服用某些可能导致阳虚体质的药物；少吃或不吃寒凉之品；选择适合自己身体的工作，健康的身体是一切生命活动的保障。

穴位：长期按摩督脉可补阳气

大椎穴

大椎穴，可以调整督脉的气血，补充人体内的阳气，间接为人体补充肾中元阳。而肾中元阳决定着人体抵抗外邪的能力，所以，大椎穴为养生保健要穴，经常按摩该穴，对身体保健非常有益。

快速取穴 TIP：

首先正坐低头，颈部最高的点（第七颈椎）下方凹陷处就是大椎穴，就是两个椎骨之间，上面的是颈椎，下面的是胸椎。若突起骨不太明显，让患者活动颈部，不动的骨节为第一胸椎，约与肩平齐。

简单按摩方法：

将食指（或中指）放在大椎穴上，施加适度的压力，然后做轻柔缓和的环旋转动。

命门穴

要想延年益寿，少不了按摩命门穴，它既可补肾阴，又可补肾阳。经常按摩命门穴，能够起到强肾固本、温肾壮阳、强腰膝、固肾气、延缓衰老等作用，还可以在一定程度上疏通督脉上的气滞点，加强督脉与任脉之间的联系，以促进真气在任督二脉上的运行。

快速取穴 TIP：

第二腰椎与第三腰椎棘突之间。取穴时采用俯卧的姿势，指压时，有强烈的压痛感。

简单按摩方法：

先将手掌放在命门穴，上下摩擦至能感觉到发热发烫为止；然后将两手搓热，捂住两肾，背对太阳光，将自己的意念守在命门穴处10分钟，此时太阳的光和热就会不断地向命门穴涌进。

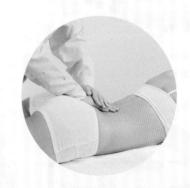

腰阳关穴

在我们人体上，有这样两相呼应的两个"关隘"，这就是任脉上的关元和督脉上的腰阳关。关元穴很多人都知道，在腹部，关是关口，元是元气，关元就是元阴元阳相交之处。中医将人体的颈、胸、腰椎分为三关，分别为风寒关、气血关、寒冷关，我们的腰阳关穴就在第四腰椎，正好处于寒冷关的中间地带，而这里又是阳气通行的关隘。很多老人到了冬天经常感到后背发凉，很大一个原因就是这里的经络不通，阳气无法上行。这时候，只要打通了腰阳关，阳气顺行而上，所有的问题自然就能迎刃而解了！而腰阳关就相当于关元穴在背部的投影，腰是指位置在腰上。阳是指在督脉上，督脉为阳脉之海。腰阳关就是督脉上元阴元阳的相交点。这个穴在人体的位置堪比上文中的阳关，"战略地位"极其重要，是阳气通行的关隘。

快速取穴 TIP：

俯卧，于后正中线，第四腰椎棘突下凹陷中取穴，约与髂脊相平。

简单按摩方法：

用食指指腹按揉腰阳关穴并做环状运动，每次 3 分钟。发现腰痛的时候，可以躺下来，趴着，用热毛巾或者热水袋，在腰阳关穴的位置热敷，保持这个部位的热度，每次敷 20 分钟到半小时即可。

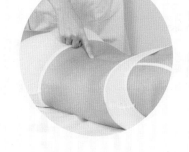

神阙穴

神阙穴是人体任脉上的重要穴位之一，是人体的长寿大穴。它与人体的生命活动密切相关。补阳最适合在冬至按揉神阙穴，常常按揉神阙可起到温阳补气、温经散寒的作用，从而提高机体的抗寒和抗病能力，提高人体免疫能力和对气候变化的适应能力，还具有延年益寿的作用。

快速取穴 TIP：

肚脐中央。

简单按摩方法：

食指按在肚脐眼上，不要做任何揉动，根据自己的舒适程度调节按压力大小。按压时平心静气，把意念集中在肚脐眼上，数自己的呼吸数，100 次就够了，一天一次。

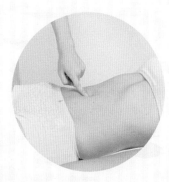

小提示：长期服药，贪凉易阳虚

阳虚体质的形成主要取决于先天禀赋，它与父母体质、婚育年龄，以及怀孕期间的行为等关系密切。父母的婚育年龄过大，或怀孕期间吃了很多寒凉食物，生出的孩子就有可能属于阳虚体质。后天因素对这种体质的形成也有一定影响，或是长期服用某些药物，如抗生素、激素类、利尿剂、清热解毒中药等；或是为了预防感冒，习惯性地饮凉茶；或是内火旺，喜欢吃生冷寒凉食物，喝冷饮；或是性生活过度，等等。

有些女性朋友一出现"上火"现象，就立刻到药店去买"清凉败火药"。《黄帝内经》认为，人体中有"少火"和"壮火"。其中，"少火"指的是体内的热能或热量，人体生命活动不能缺少这种"火"。《黄帝内经》中还有"少火生气"的说法，意思就是说少火的火力可以促进人体之气，中医将这种气称为阳气。人体内阳气过剩，火力过猛，就会"上火"，即《黄帝内经》中所说的"壮火"，对人体是有害的。但是，乱服或久服清热祛火药，很容易过度降火，伤到阳气，对人体产生伤害，尤其是对阳虚体质者伤害更大。

多数女性存在完谷不化、脉象沉细、畏寒怕冷、四肢不温、精神不振等阳虚症状，如果还不注重身体内外的保暖，"要风度不要温度"，每天都吃冷饮，那么，阳虚体质就会加重；即便属于平和体质，如果不注重身体内外的防寒保暖，也很容易形成阳虚体质，出现一系列阳虚症状。

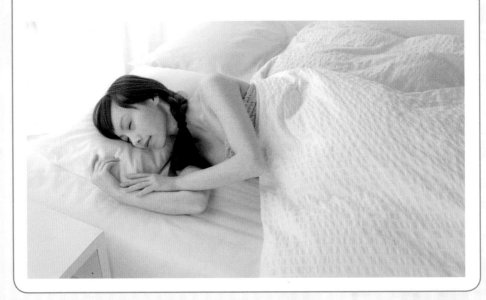

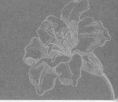

阴虚体质：
打造水嫩肌肤，从养阴清热开始

女性"阴虚"则阴液、阴血不足

阴虚体质的形成是因为体内津液、精血亏少，阴液不足，滋润、制约阳热功能衰退，导致阴不制阳，进而出现了燥、热等阴虚内热症状。人体体液不足，机体就不能得到相应的濡养，阴虚体质者就会出现阴虚内热、阴虚阳亢、干燥不润等症状，如消瘦、面色偏红、口干舌燥、饮水多却还是口渴等。

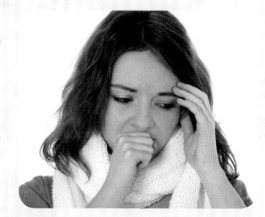

中医养生强调的重点是阴阳平衡，而阴虚体质实际上就是一种阴阳失衡的状态。人体内的阴，指的就是体液，它包括血液、唾液、泪水、内分泌、油脂分泌等。如果阴虚者的身体长期处在缺水状态，也就是身体内各处体液不足，便会导致眼干、鼻干、口干、皮肤干燥、头发枯黄等。阴虚体质者的典型症状为头晕耳鸣、失眠多梦、记忆力减退、腰膝酸软、经少或闭经、崩漏、消瘦、口干舌燥、盗汗、颧红、舌红少苔、脉细数等。

阴虚者在体温正常时会出现手心、脚心、胸中发热，眼睛、关节皮肤干燥涩滞，口唇干紫，舌红，舌苔少，脉象细数，爱发脾气，容易心烦、动怒，敏感多疑，经常处在压抑之中。这些症状消耗的不仅仅是女性的精力，还有青春和应有的美丽。津液如果不能输于体表，皮肤就会变得干燥，有些人的皮肤甚至会干裂出血。津液不能上承，口舌也不能得到滋润，经常会出现口干舌燥、口渴等现象。津液不能输送到大肠，大便就不能顺利排出，导致了便秘，体内的毒素就会残留，痘痘、疹子也会从体表"露"出头来。精血津液少了，脏腑的滋养也会减少，进而影响到脏腑功能的正常发挥，各个部位都可能会出现相应疾病。

阴虚体质的养颜原则：调肝、补肾

人体内阴液亏损，就容易产生虚火，这也就是为什么很多人将阴虚症状看成是上火了。此时如果一味地采取泻火措施，很可能会大伤元气，衍生出其他疾病来，不但调理不好阴虚体质，还会加重阴虚。所以，阴虚火旺的女性要把滋阴放在首位，体内阴液充足了，才不易生出虚火。

此外，肝"体阴而用阳"，肝阴不足，便会出现肝阳上亢，表现为脾气暴躁、易烦易怒等症状。肾是后天之本，很容易受外界因素影响，出现虚症。肾阴亏于下，肝火亢于上，便会引起一系列症状，如眩晕耳鸣、面红耳赤、腰膝酸软等，所以，调补肝肾为阴虚体质者养生的重点。

黑芝麻

性甘平，具有补肝肾、润五脏等功效，可以缓解阴虚症状，所以，可以多吃些用芝麻烹调的食物；栗子也是常见的补脾健肝胃的食物，可以炒着吃，也可以熬粥，味美功效佳。

山药

具有增强脾胃消化吸收、代谢功能的作用，是平补脾胃的佳品，不仅可以用来煲汤，还可以炒着吃；枸杞调理肝肾阴虚的功能也非常好。此外，莲子、黑木耳、核桃等都是不错的选择。

豇豆

也称饭豆、长豆，性平，味甘，具有补肾、健脾等作用，《本草纲目》说豇豆可"补肾健胃，生精髓"，现代《四川中药志》也介绍豇豆可"滋阴补肾，健脾胃"。

生地

对调肝、补肾十分有效。可将30克生地清洗干净后切片，煎煮取汁，然后取30克粳米淘洗干净熬粥，熬至粥八成熟时加入生地汁，一同熬煮至熟，连服数日即可见效。

饮食：多吃滋阴食物，少吃辛辣

名医指点

　　阴虚体质者饮食上的禁忌还是比较多的，阴虚体质者容易上火，所以，热性食物还是少吃为妙，以防伤阴。辛辣食物，如辣椒、葱、姜、蒜等均属于热性食物，而且，辣味较重的食物具有发散的效果，不利于阴。所以，阴虚者要忌食辣味食物的。

　　南方人有吃辣的习惯，而且南方人大都能适应辛辣食物，北方人也喜欢吃辣，可不怎么适应辣食，吃辣过多，各种不适会席卷而来。其实，无论什么样的人食用过多的辛辣发散食物，都会损伤阴气。

女人阴虚的原因

　　女人每个月都会来一次月经，而每次来潮都会耗损掉大量精血。此外，女人一生中还会经历孕、产、乳等耗精血的生理过程。大自然赐予人类的一切都有其目的，赋予女人的特殊生理功能也是有其妙处的。比如：不生产的女性患乳腺癌的概率要比生产的女性高一些；母乳喂养可减少女性患卵巢癌、乳腺癌的几率。所以，绝大多数的女性还是很难摆脱伤精、伤血、伤阴的结局。现代女性的压力非常大，在完成自己本职工作的同时还要照顾家庭，因此，很多职业女性在结婚生子之后都会有种身心俱疲的感觉。

阴虚平时多吃这些

　　中医认为，阴虚体质者应以滋阴降火、清心安神为主，可以为自己熬一碗黄连阿胶汤，既能滋阴，又能清心安神。平时多吃些滋阴食物，如龟、鳖、牛奶、猪皮、百合、乌梅等，可以滋养人体的阴气。

阴虚忌食这些

　　中医认为，干燥的辣味食物，如干辣椒、辣椒粉、胡椒、芥末等，均属于大热之品，而且，仅仅通过普通烹调方式根本改变不了这些食物的特性，所以，阴虚者应少食这类食物。

黑芝麻糊

原料： 黑芝麻 60 克，大米 30 克

调料： 白糖 10 克

做法：

①将大米、黑芝麻分别洗净，一同放入石钵中捣烂。

②砂锅中加 3 碗清水，煮沸后放入白糖，再将捣烂的米浆缓缓调入，煮成糊状即可。可用作早餐，或饥饿时充饥用。

功效：黑芝麻味甘、性温，有补血、润肠、滋阴、养发等功效，适于治疗身体虚弱、头发早白、贫血、大便燥结等症状。

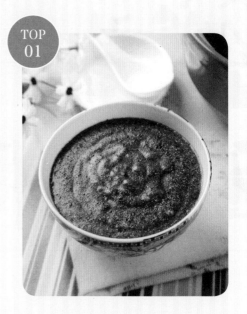

TOP 01

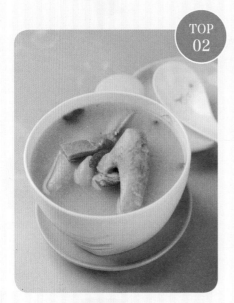

TOP 02

白果炖鸡骨

原料： 鸡 1 只，白果、莲肉、糯米各 15 克，枸杞 5 克，香肠 1 根

调料： 盐、料酒、胡椒各适量

做法：

①鸡宰杀洗净；白果去壳，枸杞、莲肉、糯米用温开水泡发、洗净，调味，将切好的香肠装入鸡腹。

②将鸡放入锅内，加适量清水，倒入少许料酒去腥味，旺火煮沸，去浮沫，改小火炖至熟烂即可。

功效：健胃补脾，滋阴润肺，清热解暑。

贴心小叮咛

　　属于阴虚体质的女性平时要多吃些平和清淡的新鲜蔬菜，例如：白菜、冬瓜、四季豆、菠菜、胡萝卜、白萝卜等。其中，胡萝卜的滋阴效果非常好，而白萝卜的清热化痰功效更好。阴虚火旺者不宜食用腌菜，例如：咸黄瓜、咸菜、榨菜、梅干菜等。

穴位：滋阴降火，常按"特效穴"

少海穴

少海穴是手少阴心经上的合穴，是心血汇聚之处，因此，它主治的疾病非常多，可以滋阴降火、调气养血、宁心安神、缓解失眠健忘，治疗神经衰弱和耳鸣手颤等病症。合穴属水，而心经属火，因此，少海穴可以帮助心火太旺的人降一降火，心火引起的失眠、健忘、牙龈肿痛、耳鸣等症状自然就会没有了。

快速取穴 TIP:

屈肘，在肘横纹尺侧纹头凹陷处取穴。

简单按摩方法:

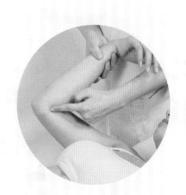

用食指指腹按压少海穴位，按压时要注意力度适中，每次按压5分钟，每天按压2次。我们在日常保健过程中可以用少海穴提高保健养生的综合性。对于在心火较旺的时候每天可以按摩3～4次，每次1～2分钟就可以了。这个穴还可以治疗出汗、心痛等病症。

然谷穴

然谷穴的作用就是平衡水火，专治阴虚火旺。"然谷穴"是肾经上的重要穴位之一，也是人体产生饥饿感的要穴。

快速取穴 TIP:

正坐或仰卧位，在舟骨粗隆下缘凹陷处取穴。

简单按摩方法:

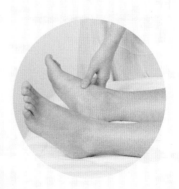

首先要准确地找到然谷穴，用大拇指用力往下按，按下去后马上放松。当大拇指按下去的时候，穴位周围乃至整个腿部的肾经上都会有强烈的酸胀感，但随着手指的放松，酸胀感会马上消退。等酸胀感消退后，再按上面的方法按，如此重复10～20次。双脚上的然谷穴都要按。

太冲穴

太冲穴是肝经的原穴，是肝的脏腑之气输注之处。因此，太冲穴具有泄降肝经之热的作用。阴虚体质者的总体特征为"燥"和"热"。多表现为口燥咽干、常感身体潮热盗汗。从中医的角度来解释，阴虚就是由于体内津液亏损，精血亏虚，导致身体里水不能制火，从而表现出虚热之症。

快速取穴 TIP：

拇趾、次趾夹缝向脚背方向二横指后，即是太冲穴。取太冲穴时，可采用正坐或仰卧的姿势。

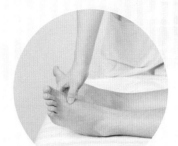

简单按摩方法：

先用温水浸泡双脚 10 ~ 15 分钟，而后用大拇指由涌泉穴向脚后根内踝下方推按，连续推按 5 分钟，然后，再用大拇指按摩太冲穴由下向上推按，双脚都按摩，每侧按摩 5 分钟。

血海穴

阴虚的人，汗腺、皮脂腺的分泌明显减少后，皮肤会瘙痒。皮肤瘙痒的根源就是皮肤没有得到气血的滋养，只要能够把气血引过来，问题也就迎刃而解了。而血海穴具有化血为气，运化脾血之功能，为人体足太阴脾经上的重要穴道之一。具有调节血液循环、祛风的作用。

快速取穴 TIP：

屈膝，从膝盖骨上方内侧往上丈量三横指（即食指、中指、无名指），伸腿绷直，内侧隆起的肌肉顶端即是此穴。

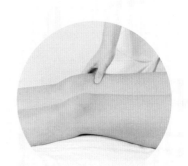

简单按摩方法：

用拇指指腹按揉血海穴 10 分钟，以有酸胀感为宜，或用钝物按揉，经常按摩可以活血化瘀，消除体内淤积。

小提示：身心放松，便可防阴虚袭来

肝火旺盛的人，要及时调整自己的心情，养成良好的生活习惯，适当运动，为自己解解压，从情志方面为自己清肝火，要学会调节、缓和亢奋的情绪，释放胸中的烦闷，安神定志，舒缓情志。要正确对待自己的七情六欲，保持稳定平和的心态，加强自我修养，养成冷静、沉着的处世态度，避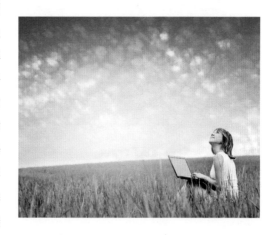免与人争吵。情绪激烈或胸中有怒火时先闭上眼睛，深吸一口气，你会发现自己的气消了很多。

1. 到河边散步：几乎所有生物都与水有着不解之缘，人在母腹中时也是置身在羊水之中。到河边散步，能有效放松身心，即便压力很大、烦恼很多，在绿树流水的陪伴下就能暂时抛开一切。

2. 参加集体活动：虽然独处也有益处，但很多时候，独处容易让人陷入极端的思想中。不要吝啬自己的时间，多参加一些集体活动，例如：登山、郊游、聚会等，在人群中找到快乐，享受快乐。

3. 定期游泳：游泳是一种容易让人筋疲力尽的运动，但是人的身体在非常疲惫的情况下，精神很容易得到解脱，身心就能够得到舒展。

4. 放声歌唱：心情不好、压力大得喘不过气来的时候，可以拿起话筒放声歌唱，在优美的旋律和夸张的唱词中体会忘我的境界。

5. 喝咖啡：到咖啡馆为自己要一杯咖啡，选择一个靠窗户的位置坐下，可以边品咖啡边看杂志，在咖啡浓郁的香气中得到放松和享受。

6. 泡个热水澡：在浴缸中放满水，整个人都泡进去，你会觉得整个人在水的浮力作用下变得轻飘飘的，心情也会舒畅得多。

7. 放慢工作速度：部分白领女性属于工作狂，经常会觉得压力很大，为生活而抓狂。如果你被紧张的工作弄得喘不过气来，可以先将工作放下，休息一会儿。

血瘀体质：
彻底祛斑，活血是关键

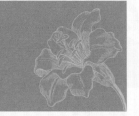

气血不通，则女人无透亮肌肤

中医认为，"气为血之帅，血为气之母"，意在强调气血之间的密切关系，它们相互依存、关系密切，一旦气血不和，则百病皆由此而生。"一身气血，不能相离，气中有血，血中有气，气血相依，循环不已"，这说明气血之间不能分开，有血的地方必然会有气，血液在气的推动下循环往复。

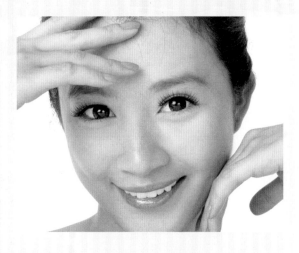

那么，气是什么呢？我们并不能将其具体化，只能说气是一种无色、无味、无形的东西，和我们的生命息息相关。传说认为，人是女娲用泥土造出来的。女娲在造人的时候，用泥土照着自己的模样捏出了人形，但是这个人和我们现在看到的泥玩偶一样不会跑也不会动，于是女娲对着泥人的鼻孔吹了一口气，那个小泥人就活了过来，有了生命。这虽然只是个传说，但可看出古人已经认识到气对生命的重要性，人活则气在，人亡则气断。气是生命的精髓，气散了，身体也没了动力，生命便跟着终结了。

如果将气视为人体的动力，那么血就可以被称为动力的源泉。气血之间虽关系密切，却分属阴阳，气无形，却有推动作用，因而属阳；血虽有形，却常静止，要靠气来推动，因而属阴。气具有温煦推动的作用，而血具有滋养之功。血液离开气就不能在身体内顺利循环，不能到达身体内需要血液的地方；而气离开血液就会变成身体内的一股邪火。这就是为什么血虚者会出现心悸失眠、形体消瘦、皮肤干燥、面色萎黄等症状，而气虚的女性经常会出现疲乏无力、气短懒言、食欲不振、头晕目眩、面色苍白等症状。

脏腑中生化出的气可以将我们摄入的食物转化成水谷精微，然后再将水谷精微转化成营气和津液，最后将营气和津液转化成血液，整个过程都需要在气的作用下进行。气旺，气血的生化过程才能顺利进行，生化功能才能更强健；气虚，气血生化功能就会减弱，甚至会出现血虚现象。

气对血的统摄、固摄作用是表现在方方面面的，气可以保证血循行于脉中便不外溢，这种统摄功能要通过脾的统血功能来实现。一旦气虚或气不摄血，便会导致各种出血疾病。

一方面，气行则血行，气滞则血瘀，气虚无力也会导致血瘀。气机逆乱或血行失序，血液便会随着气而上升，出现面红、目赤，甚至吐血、衄血等症状。如果血随气陷，就会导致下腹坠胀、下血、崩漏等症，这就是很多女人在临近绝经期时容易出现崩漏症状的原因。

另一方面，血是气的载体，气存在于血中，依附着血便不会散失，依赖着血的运载功能到达全身。医生经常会看到这样的场面，病人在大出血时，整个人看上去气若游丝，此时任何一点"风吹草动"都可能会要了病人的命。

此外，气和血还有一层特殊的关系，那就是血可养气。如果血虚时，气也衰，适当补血便可以生气。总之，气和血之间有着相互依存、相互滋生、相互制约的关系。女人生来柔情似水，说的是女人的形，而血才是女人内在神韵之源、真正的生命原动力，血为女人健康、美丽的根本。但是由于特殊生理因素，女人一生都在失血耗血，所以，女人的一生与血有着不解之缘。我们要时刻注意自己有是否出现气滞血瘀现象。

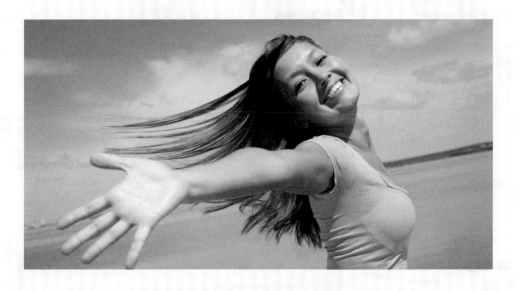

血瘀体质的养颜原则：行气化瘀，强健脾胃

血瘀体质者通常具有血行不畅的特点，血得温则行，得寒则凝，血瘀体质者一定要避免寒冷的刺激。属于这种体质的女性耐得住春夏却耐不住秋冬，因为秋冬季节阳气内敛，血行速度会下降，再加上寒性收引，会更加阻碍血行。所以，秋冬季节一定要做好防寒保暖工作，以维护体内阳气，夏季也不能因酷暑天气而贪凉或贪食冷饮。

阴暗、潮湿的地方是不宜久待的，如果工作条件特殊，是避免不了的潮湿环境，血瘀体质者最好更换工作，防止加重血瘀。

血瘀体质者的首要任务就是行气化瘀，而行气化瘀要将活血化瘀、疏利通络放在首位。"气为血之帅"，气滞，就会导致血瘀；气行则血行，要想通过行气达到化瘀的目的，首先要做的就是根据自身情况来补气、行气。《血证论·阴阳水火血气论》中提到过"运血者，即是气"，也说明了血液的运行要靠气的推动。血液浓缩黏稠就会导致血行滞涩，进而津枯、血燥，所以，血瘀体质者还应养阴活血，如平时多吃些新鲜果蔬、紫菜、海带等。

血瘀体质者生病的原因可能和气血瘀滞有关，气血一旦在体内形成了瘀滞，就有可能化生寒或热，甚至痰瘀相杂成为隐患。血瘀体质者养生的根本在于活血化瘀，调理好自身的气血，必要时可以适当服用一些补血活血的中药，以利于心脏和血脉的运动；调整好心理状态，以达到身心健康的水平。

此外，强健脾胃也是血瘀体质者养生养颜的重点，因为只有脾胃健康了，气血的运行才得以顺畅；反之，如果脾虚湿重，就很容易导致气血瘀滞现象，而脾胃虚寒，食物的运化就会出现问题，体内的气就会不足，在这种情况下，血液的运行很难有保障。

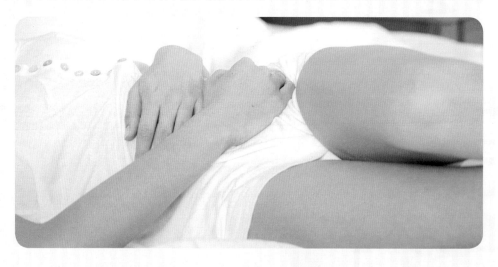

饮食：多食活血化瘀食物，忌食寒凉

名医指点

　　血瘀体质者的不适症状有很多，而且这些症状还是很多严重疾病的先兆。对于血瘀体质者来说，一定要尽快消除体内的瘀血，否则即便现在还是皮肤光洁的美女，时间久了，也会因为血瘀体质而变成面色黯淡无光、多斑多疹的"丑女"。我们可以从饮食养生的角度来改善或消除血瘀体质。平时多吃一些可以活血化瘀的食物或药膳，尽快消除体内的瘀血，还应忌食寒凉之物，防止加重血瘀体质。

女人血瘀的原因

　　女人的生理特点使其易出现伤血耗血，所以，血瘀体质多出现在女人身上。其实，要想改变这种体质，可以从运动着手。女人以血为养，血脉充盈、畅通与否，决定着女性是否健康、美丽。而久坐会伤到气，进而导致血气不畅，形成血瘀；血气受阻，血流不畅，身体就会发出警报，各种不适、疾病也会接踵而来。

血瘀平时多吃这些

　　1. 茄子：茄子性凉、味甘，具有清热、解毒、活血、止痛、利尿、消肿等功效。肠风下血、热毒疮痈、皮肤溃疡者适用。

　　2. 油菜：中医认为，油菜性温、味辛，具有清热解毒、散血消肿的功效。劳伤吐血、产后血瘀、便秘、乳痈、体虚力弱者，均可将油菜列在饮食清单上。

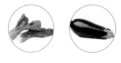

血瘀忌食这些

　　1. 槟榔：虽有消食之功，而气虚者则应忌食，因为槟榔有破气耗气之弊。《本草经疏》明确告诫："病属气虚者忌之。凡中气不足，悉在所忌。"究其原因，也就是《本草蒙筌》中所说："槟榔，久服则损真气。"

　　2. 紫苏叶：性温，味辛，为民间常用调味佐料。并解色蟹之毒，但它有耗气之弊。

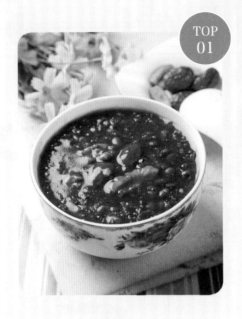

桃仁红枣红糖粥

原料： 粳米 80 克，核桃仁、红枣各 30 克，红糖 3 克

做法：

①大米洗净，置于冷水中泡发半小时后捞出沥干水分；红枣洗净，去核，切片；核桃仁洗净；锅置火上，倒入清水，放入大米以大火煮开。

②加入核桃仁、红枣同煮至浓稠状，调入红糖拌匀即可。

功效：具有祛瘀通经、活血止痛之功效。

荔枝粥

原料： 荔枝肉 100 克，粳米 100 克

做法：

①荔枝剥皮去核取肉，粳米淘洗干净。

②荔枝肉、粳米同入锅，加水适量煮粥，熟后即可食用。

功效：具有生津益血、健脾理气，化瘀消斑的功效。它适用于面色姜黄、有瘀斑的人群。

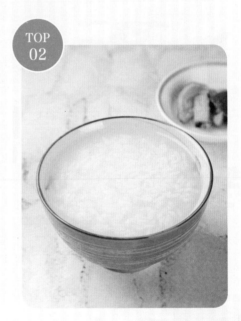

贴心小叮咛

　　血瘀体质者日常生活中要注意劳逸结合，不能过劳，更不能过于安逸，缺乏运动很容易加重气血瘀滞。良好的作息习惯对于血瘀体质者来说也是非常重要的，要早睡早起，因为血瘀的主要诱因就是肝气不舒，子时前睡觉才可保证肝血更新。

穴位：血瘀体质女人的美容穴

三阴交穴

　　三阴交是保健大穴之一，经常按三阴交，具有健脾和胃化湿、疏肝益肾、调经血、主生殖的功能，对肝、脾、肾的疾病都有防治作用。中医认为妇女"少气多血"、"以血为本"。因妇女具有经、带、胎、产、乳的生理过程，相应也形成了病理上的特殊性，具有气血不足及肝、脾、肾易损的病理特点。

快速取穴 TIP:

　　手四指并拢，小指下边缘紧靠内踝尖上，食指上缘所在的水平线与胫骨后缘的交点，按压有酸胀感处即为此穴。

简单按摩方法:

　　点揉法特别适用于下肢部的穴位，因为下肢部的穴位肌肉比较丰厚，用力点下去之后再去揉，坚持时间比较长，可以起到持久的刺激作用。

膈俞穴

　　膈俞的作用相当于中药里活血养血的当归，还兼有补血佳品阿胶的作用。经常按揉膈俞穴，不但能纠正贫血，治疗血虚导致的皮肤瘙痒，缓解阴血亏虚导致的潮热、盗汗，还能增强人体免疫力，是人体保健不可多得的一个好穴位。

快速取穴 TIP:

　　从背部肩胛骨下缘的骨突水平往后找到第七胸椎棘突，其下凹陷处旁开二横指（食指、中指）即是。

简单按摩方法:

　　将食指指腹放在膈俞穴上，用指腹按揉100～200次，以有酸胀感为宜，坚持每天按摩，可以达到良好的治疗效果。

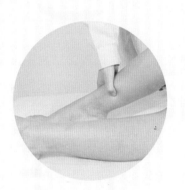

春舒展，夏借热，秋保养，冬防寒

血瘀体质者的气血运行不畅的状态多和气有关系，也可能是因为寒凝、热结、外伤、气滞等。那么，血瘀体质者要怎样顺应季节来养生、养颜呢？

春舒展

春季调养要利用好天时，调节好自己的情志，多做些室外运动，感受大自然的万千生机。在办公室里工作一段时间之后，要常做极目远眺、深呼吸、舒展筋骨、扩胸摩腹等运动。生活起居要规律些，早睡早起，锻炼身体。春季要多沐浴，注意保暖，切不可天气稍热就脱去棉衣，换掉棉被，以免加重血瘀。饮食上可适量食用辛辣宣发食品，但不可过多食用，以免伤津耗气，多喝温开水，适时服用行气活血的中药。

夏借热

夏季血瘀体质者可以借助炎热的气候来温散气血的瘀滞，多做户外运动，避免正午阳光直射，应多出汗水，并及时补充水分。但是，即便夏日炎炎，也还是不要贪食冷饮、生鲜食物，以及酸收之品，以免加重血瘀体质。合理安排作息时间，早睡早起，夜间要适当盖好被子，不要让邪风吹到身体，也不宜直接躺在凉席上或坐在冰冷的台阶上，因为这些做法都可能会加重血瘀现象。

秋保养

秋季干燥寒凉，血瘀体质者应多吃一些温散活血的食物，适当吃些辛辣食物也是不错的选择，但不能吃得过多，因为温燥伤津，也可以吃一些健脾益气、温润滋阴的食物。要根据秋季天气转凉、干燥的特点多补水，以改善皮肤、毛发干燥的现象，适当进行户外锻炼，但要注意根据天气情况适当增减衣物，身体出现不适要及时就诊，多参加集体活动，防止出现抑郁情绪。

冬防寒

冬季一来，血瘀体质者过得就比较苦了，月经来潮之时很容易出现痛经。而且，血瘀体质的女性几乎整个冬天都会手脚、小腹冰凉，所以，更要做好防寒工作。

广交朋友，娱乐多多，则气血畅通

　　精神养生对于瘀血体质者来说，重要性要高于其他体质者。典型的血瘀体质女性多数情志不展，内心不敞亮。那么，这些女性如何进行精神养生呢？

　　首先，七情适度、协调与否，主要由个人性格、心态、思维模式决定。血瘀体质者很少具有开朗、乐观、平和的心态；与人相处时对人际关系、利益关系比较敏感，经常会因为不快或不幸之事而郁郁寡欢，而这些性格的形成大都与家庭、父母有关，因为孩子的性格在很大程度上会受环境的影响。

　　其次，要注意培养兴趣爱好。兴趣爱好广泛的人很难出现郁结现象，也不会钻牛角尖。生活的思维活跃一些，兴趣多一些，多从事摄影、绘画、养花、钓鱼等活动，沉浸在自己感兴趣的事情中的人，精神集中，心平气和。其实，投身于自己所好之事就是在静养心神。

　　如果你注意观察，就会发现，生活中那些业余爱好广泛的人很少是气郁或血瘀体质。但是上述静养心神的方法多静少动，还应配合舒展肝气和促进血液循环的运动，如唱歌、散步、瑜伽、慢跑、登山等。

　　年纪大一些的血瘀体质的女性朋友最好不要参加剧烈的运动，多做些缓和的有氧运动，平时伸伸懒腰，打打太极，既可疏通气血，又可静养身心。其次，要多与性格开朗的人交往。俗话说得好，"近朱者赤，近墨者黑"，和开朗的人在一起，心情就会开朗得多。有句话说"微笑是可以传染的"，和一群性格开朗、幽默、乐观的朋友在一起说笑，或唱歌跳舞，要比吃活血化瘀的药物强多了。

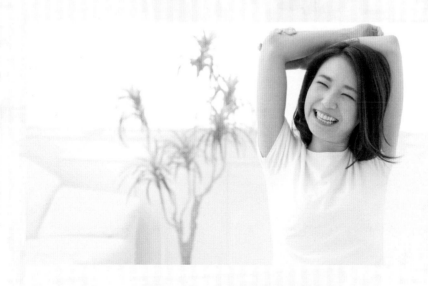

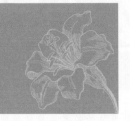

痰湿体质：
赶走湿气，身材自然苗条

脾气弱，食难化，则"痰"积体内

我们都知道，脾气的功能强健与否，会影响到食物和水能否转化成人体所需要的营养和津液。如果脾气虚弱，就很容易造成"津液不归正化"，即形成痰湿。

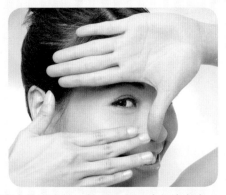

其实，脾胃同受水谷，可以说是生命之源、后天之体，更是气血生化之源，主运化、升清，控制着食物的运输和消化、吸收。当食物经过了脾之后，就开始进行运化、升清，并且会转化成水谷精微，也就是津液。而津液是广泛分布在人体当中的，特别是在五脏六腑当中。如果脾气虚弱，就会导致脾运化水液功能减弱，导致水液过多地停留在体内，这样很容易形成痰饮和水肿。再加上脾是我们消化食物的主要器官，所以脾气虚弱必然导致食物难以被消化。

那么有的女性朋友问了，脾脏到底在什么位置呢？从西医的角度来说，脾位于左上腹胃的背面，是人体当中最大的免疫淋巴器官。在胃与脾之间有很多功能，比如造血、储血、滤血、免疫等。一旦脾出现了问题，就好像河流受到了堵塞一样，如果这种状态在短时间之内无法有效改变，堵塞到了一定的程度，河流自然就成了一条臭水沟。中医把这种症状称为"浊腻"，也就是我们提到的"湿"。

当"湿"达到一定程度之后，身体就会感到非常沉重，而且还会出现难闻的气味，尤其是小肚子，会让我们觉得一天到晚都鼓鼓的。哪怕喝一点水，也会让小肚子鼓鼓的，而且这种状态维持很长时间。整个人一天到晚都会感觉非常疲惫，四肢也变得没有力气，之后出现食欲不振等情况，中医称之为"纳呆""纳差"。

对于一般出现脾胃虚弱的女性来说，经常会伴随着出现湿的症状，而且往往痰湿较为常见。

痰湿体质的养颜原则：健脾胃，祛痰湿

在实际生活中，我们会发现，痰湿体质的女性往往比较容易出现肥胖症状，如果平时饮食不均衡，还会出现小便浑浊、起泡沫的情况。不仅如此，痰湿体质的女性的舌头也很容易肥大，舌苔偏厚，而且经常出现月经不调，尤其是出现月经量偏少、周期推迟、闭经等情况。痰湿体质的女性还很容易被各种美容问题缠身，除了身体容易发福之外，皮肤也很容易变得粗糙和油腻，长痤疮更是见惯不怪的事情。痰湿体质的女性最明显的生活习惯就是多吃、少动，所以，这些女性往往是经常坐在办公室里的人员。因此，对于痰湿体质的女性朋友来说，养生保健需要从以下几个方面入手。

饮食调养：多吃偏温燥的食物

痰湿体质的女性每次吃饭要控制饭量，不要吃得过饱，而且最好能够细嚼慢咽；不要吃太多的水果。建议多吃一些偏温燥的食物，比如紫菜、枇杷、白果、大枣、扁豆、红小豆、蚕豆等；经常食用一些姜也是非常好的；最好不要多吃寒凉、腻滞和生涩的食物，特别是不要吃酸性食物，比如山楂、乌梅等。

居家环境：常晒太阳、泡热水澡

痰湿体质的女性要经常走出室外，多接受阳光的洗礼。阳光可以有效驱散湿气，振奋阳气。此外，痰湿情况严重的女性可以经常用热水浸泡身体，最好每次都把自己的身体泡得发红，让毛孔张开，有效祛除湿气。在平时穿衣的时候，不要穿过于紧身的衣服，因为这对于散发身体的湿气是非常不利的，建议多穿宽松的衣服。

药物调养：健脾祛湿

痰湿体质的女性还可以通过饮用中草药来进行调理。如果是祛肺部、上焦的痰湿，可以选择白芥子、陈皮；如果是祛中焦的痰湿，可以把陈皮、党参和白扁豆放在一起食用。

经络调养：艾条温灸

建议每天一次艾条温灸，可以在腹部、背部、下肢各取一个穴位灸。如果你在灸后出现了不适的症状，比如口苦、咽喉干痛、舌苔发黄、大便干结、多梦等，要停止艾灸，先观察。

饮食：痰湿的人夏季多吃姜，冬季少进补

名医指点

对于痰湿体质的女性而言，养生养颜的最好季节是冬夏二季，在此期间，最主要的就是控制体重，清除体内的痰湿。在夏季，痰湿体质的女性最好不要经常使用空调，而且不要多吃冰冻、生冷的食物，建议在每天早晨适当吃一些姜片，平时多晒晒太阳。

民间早就有这样的说法："冬吃萝卜夏吃姜，不劳医生开药方""上床萝卜下床姜，夜晚生姜赛砒霜"。从中医的角度来解释，是因为在夏季我们人体的气血是朝外运行的，此时脾胃比较虚弱，可以说是外强中干。所以，夏季千万不要多吃冷饮，反而应该适当吃一些生姜，这样一方面可以振奋脾胃，另一方面也有利于身体气血的运行。

等到了冬季，自然界万物开始收敛败落，已经没有夏季那么旺盛，若此时进食生姜促进气血外发，是与自然界的趋势相悖的。如果这个时候痰湿体质的女性还继续食用生姜，就会引发睡眠不好、咳嗽等病症。

痰湿体质的原因

痰湿体质的女性体内湿遇温则行，遇寒则凝。因此，到了秋冬季节，身体里的水湿就会凝滞，不利于运行，这样一来就会对脾胃造成很大的伤害。而且秋冬季节里痰湿体质的女性在耐寒方面的能力是非常差的，经常会觉得关节疼痛、肌肤麻木，反应迟钝等。因此，建议痰湿体质的女性在秋冬季节多吃一些温补脾胃、化痰祛湿的食物。

痰湿平时多吃这些	痰湿忌食这些
痰湿体质的女性最需要补充的是山药、薏苡仁、莲藕、扁豆等食物。	到了秋冬季，痰湿体质的女性千万不要盲目进补，很多补品其实并不适合痰湿体质的女性，比如骨头、肉类、人参、鹿茸、阿胶、核桃、芝麻等。

桂花陈皮茶

原料： 桂花 2 克，陈皮 3 克

做法：

①将桂花及陈皮放入杯中，用 80℃的开水冲泡，代茶饮。

②一般中药养生茶具体来说，就是将中草药取适量放置茶杯中，将煮沸的开水沏入，再用盖子盖好，闷 15 ~ 30 分钟即可以饮用，以味淡为度，可以加少量冰糖。

功效：具有化痰散瘀、理气燥湿的功效，桂花陈皮茶是一个化痰又祛湿的养生茶。

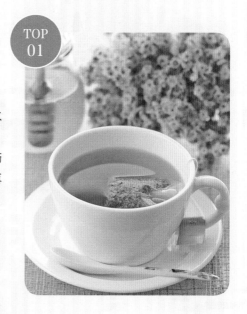

TOP 01

TOP 02

健脾米仁粥

原料： 薏苡仁 30 克，糯米 15 克，粳米 100克，玉米片 20 克

做法：

①薏苡仁、粳米、糯米淘洗干净，加清水共煮粥。

②10 分钟后放入玉米片，调匀稍煮，加冰糖调味即可。

功效：具有健脾和胃、祛风除湿功效。适用于风湿痹痛、脾虚水肿者的食疗。

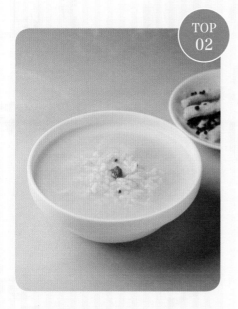

贴心小叮咛

　　痰湿体质的女性都有一定的"富贵病"倾向，主要还是因为她们体内的痰湿偏重，和其他体质的女性相比更容易脾湿痰瘀。所以，痰湿质的女性朋友在平时更应该注重健脾祛湿，最好不要经常待在潮湿的地方，在外游玩时也要避开潮湿的地方。

穴位: 常按承山、丰隆、阴陵泉、脾俞，痰湿消

承山穴

承山穴是去除人体湿气的最好穴位。中医指出，承山穴在足太阳膀胱经上，膀胱经主人体一身之阳气。承山穴一方面是全身承受压力最多筋、骨、肉的集结之处，另一方面又是人体阳气最盛的经脉的枢纽，所以，它能通过振奋太阳膀胱经的阳气，排出人体湿气。

快速取穴 TIP:

在小腿后面正中，委中穴与昆仑穴之间，当伸直小腿和足跟上提时腓肠肌肌腹下出现凹陷处。

简单按摩方法:

用拇指按揉或弹拨承山100～200次，每天坚持，可治疗小腿疼痛。

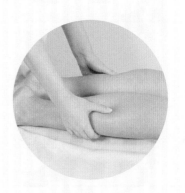

丰隆穴

丰隆穴是足阳明胃经的经络穴，它又别走于足太阴脾经，因此，我们按压这一穴位就能够有效治疗脾胃方面的疾病。如果女性朋友能够经常按压此穴，就能让身体当中的气血运行顺畅，自然不会出现痰湿的情况，体内已有的痰湿也能够自行化解。

快速取穴 TIP:

外膝眼与外踝尖连线的中点即是本穴。

简单按摩方法:

用拇指指腹揉按丰隆穴100～200次，以按摩处有酸胀感为度，力度要适中。

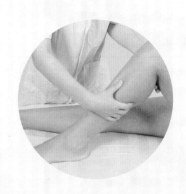

阴陵泉穴

常按揉阴陵泉穴，可起到健脾化湿、通利三焦、消胀利水的保健作用。阴陵泉穴为足太阴脾经之合穴，它能够健脾益气，促进脾之运化水谷功能得以恢复，使气机顺达，腑气通畅。同样，刺激阴陵泉穴亦可通过健脾益气，促进脾之运化水湿的功能。

快速取穴 TIP：

露出膝腿，从小腿内侧上段，沿着骨前缘往上寻摸，至碰到骨节突起，往后按压凹陷处即是。

简单按摩方法：

从三阴交穴开始向阴陵泉穴推。三阴交穴是三条阴经的交叉点，可以调动肝、脾、肾这三条经络的气血以通畅脾经。然后顺着骨缘推到阴陵泉穴，反复地推。推的过程中，要去找最痛的点，这个点就是淤堵的部位。把它推到不疼了，这"脾经管道"就打通了。脾经一通，多余的水湿就会顺畅地排出去了。脾经是通过膀胱来排湿的，所以坚持推一段时间后，会感觉小便增多，这就是排湿的表现。

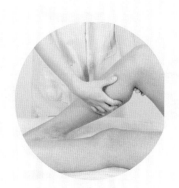

脾俞穴

多汗是气虚和痰湿重的表现。刺激脾俞穴能激发脾经的化湿化痰功能，补益脾气，促进人体将湿气排出。

快速取穴 TIP：

从背部肩胛骨下缘的骨突水平往后找到第七胸椎棘突，往下直推四个骨突，其下凹陷处旁二横指（食指、中指）即是。

简单按摩方法：

患者取舒适卧位，操作者两手拇指指腹放置在患者的脾俞穴上，逐渐用力下压，按而揉之，使患处产生酸、麻、胀、重的感觉。再用擦法，即来回摩擦穴位，使局部有热感向内部深透，以皮肤潮红为度。如此反复操作 5 ~ 10 分钟，每日或隔日 1 次。

人体自身存在着一整套的散热系统，能够让我们在炎热的天气里面也保持身体处于一种相对稳定的状态。但是，痰湿体质的女性往往身体肥胖，她们身上厚厚的脂肪就好像是一件小棉袄，妨碍了自身散热系统功能的正常发挥。尤其到了夏天，她们稍微动一动就可能会大汗淋漓。因此，痰湿体质的女性最喜欢享受空调吹出来的丝丝凉气。中医上一直就有"寒生湿，湿生痰"的说法，也就是在告诉我们，寒湿很有可能会导致体质的痰湿情况更加严重，甚至会使身体出现各种痰湿的并发症。

夏天热气外发，这是我们排出滞留在身体内寒湿的最好时机。另外，我们都知道，肌体一旦感染了风寒，就会出现发热、怕冷、关节酸痛等症状，也就是我们常说的着凉了。通常情况下，如果没有什么有效治疗的药物，可以先喝一碗葱白汤或者吃一碗放了胡椒粉的热汤面，这有利于我们身体出汗。只要身体发了汗，风寒症状就会明显减轻，再好好休息，一般身体就会逐渐恢复。其实，这也正好说明了我们体内的寒邪完全可以通过出汗的方式进行驱散。所以，暑热可以让身体产生大量的汗液，汗液会带走身体内的寒湿。但是空调吹出来的冷气降低了我们身体体表的温度，等于是堵塞了我们的排汗通道，结果寒气就会滞留在身体当中，再加上很多女性总是爱在夏季通过喝冷饮来降温，这样就形成了外寒内湿。

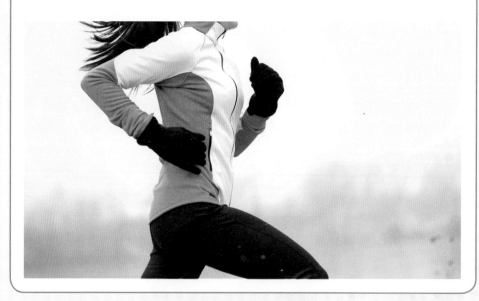

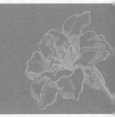

湿热体质：
清热除湿，皮肤自然光洁

未病先防，排湿祛热要从生活点滴开始

如果你恰好就属于体内有湿热的人的话，那么你一定有这样的感觉，平时喜欢吃一些油腻、味重的食物，但缺乏运动。有很多适合体内有湿热的人的运动，比如快步走、跑步、瑜伽、太极、爬山、打球、骑自行车等。下面我们就具体介绍几种。

快步走

对于祛湿除热，快步走是最简单也是最理想的运动方式，不仅人人都可以进行，而且它介于运动量较小的散步和运动量较大的跑步之间，运动过后让人不至于太过劳累，但同时达到了排湿除热的效果。因为这种快步走，走不上几步你就会发现有汗排出了，而排汗的过程，也正是排湿的过程。快步走也要掌握一定的方法，同时要注意避开高温天气，不要空腹健步走，饭后1小时左右较为适宜，如今不少地方机动车较多，运动场地不充足，要尽量选择机动车少相对安全的地方。

跑步

祛除体内的湿热，跑步无疑是一项非常理想的运动。不过跑步也需要掌握一些技巧和方法，跑步不像快步走，它很快会让人感觉疲劳，想要一直坚持下来就很难。速度要慢。在跑步时，有些人追求快速，其实这种跑法并不利于身体健康。因为不同的跑速对心脑血管的刺激不同，慢速跑让心脏受到了温和的刺激，但是跑速太快的话，则会对心脏造成一定的压力。因此，最初跑的时候以不觉得心脏有压力、呼吸较为舒适为宜。跑步步幅要小。跑步时保持小步幅可以避免疲劳。步幅小，在迈步时，就会降低肌肉在每一步中的用力强度，可以避免疲劳，从而延长跑步的时间。步幅大的话，脚腕就要相应用力，由此很容易产生疲劳感，也会降低跑步的兴趣，最终会让人放弃跑步。跑步时尽量选择长跑。

调摄精神，远离湿热

如果气血运行由于心情不佳的原因而郁滞，气血无法正常输送供给身体各处，机体抵抗力下降，湿热邪气就易侵袭身体了。因此，大家要学会调节心情，尽量将心情保持在平和的状态下。想要做到这些，还要做好以下几点。

倾诉排遣法

很多人忧思较重，忧思重伤脾，这是中医历来的理论说法，脾受伤，不能正常排湿，湿邪就积聚体内了。忧思重时，不妨将所思的事情向知己倾诉，约上三五好友到咖啡馆或者茶馆聊聊天，也可以寻求心理咨询师的帮助，给心灵以慰藉。

唱歌抒怀

不管是心情不好，还是忧思过重，都可以通过引吭高歌来抒发，因此不妨约上家人，或者三五好友一起去 K 歌，并且通过歌声将自己的信心找回来。

该休息的时候就休息

不少人为了工作非常拼命，一年到头很少有休息的时候，即便周末放假，也依然在家埋头工作，如此的工作方式只会让压力越来越大。不仅如此，身体状况还会每况愈下。该休息的时候，就果断放下手头的工作，找个不错的天儿出去放松心情。

要懂得知足常乐

有句话叫"人比人气死人"，攀比不仅会让心理扭曲，还会加重心理负担，无形中又给自己增添了一重压力。欲壑难填，减少欲求，懂得知足，才是真正的生活之道。

对于情感上的压力，要学会自己排解

看重自己，尊重自己，爱护自己，更要相信自己！每个人都是独立的个体，无论谁离开谁都能独自生活于世界上。要懂得放下，世上没有过不去的坎儿！

湿热体质的养颜原则：清热化湿，泻火解毒

中医认为，湿热就是湿邪和热邪相互结合的一种病症。湿热产生的原因是多方面的，比如抽烟、喝酒、熬夜、滋补不当等都有可能会造成湿热。

湿热体质的女性和痰湿体质的女性一样，在美容方面都将面临很大的困扰。而湿热体质的女性面临的美容问题主要是外形上的"浊"。美丽健康的女性应该是看起来非常清爽干净的，不仅头发乌黑柔顺，而且没有头皮屑，皮肤光滑细腻，身体也没有任何异味，甚至有的女性身体还会散发出淡淡的、似有似无的体香。

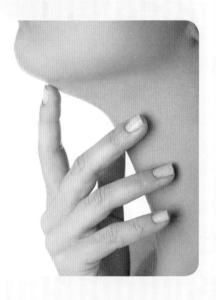

我们会说这样的女性是冰清玉洁的，但是你知道吗，冰清玉洁其实和我们的气血、内脏等多个方面都是存在紧密联系的。所以，我们总是说健康和美丽是分不开的。

"浊"是女性美容的大忌，那么它会对女性造成哪些影响呢？比如头发油腻，头皮屑多；皮肤油腻，毛孔粗大，脸上痤疮很多，而且皮肤质感粗糙；肤色不均匀，多有色斑；脂肪沉淀，眼睛浑浊，眼中布满了血丝，眼屎比较多；鼻头红赤，龈红齿黄，口气很大；身体容易出汗，汗味或体味大，白带不仅多，并且多呈现黄色；脾气容易急躁等。

如果你就是湿热体质的女性，而且已经被"浊"困扰，那么一定要学会科学美容，千万不要往脸上乱抹化妆品。我们只需要做到清洁、防晒、睡好觉、心情好，再加上"六通"，那么皮肤自然会变得清爽有光泽。

另外，外形与体质也是有着密切关系的。"浊"一般与湿热、瘀血、痰湿这三种体质有着密切的关系，所以，我们要想彻底改变"浊"，就要从改善生活方式、改善体质开始。

湿热的治疗，首先要区分是湿重还是热重。湿重的化湿为主，热重的清热为主。艾灸疗法主要是通过补充人体的阳气来调理体质，一旦阳气进入到我们的身体当中，就会把湿邪和热邪全部驱出体外。当我们进行艾灸的时候，有的女性可能会出现皮肤上有水气的现象，这正是湿气外排的表现。

饮食：除湿热的饮食之"道"

名医指点

在平日里总是思虑伤神、劳心过度，而且很少进行体育运动、脸上没有血色、精力不够充沛，甚至心悸、贪睡，感觉头重、心中空虚的女性，则可以在薏米红豆粥当中放入一些百合和莲子同煮。百合本来就具有润肺、养颜的功效，容易上火的女性更应该经常食用，这样能够清心火、安心神，而莲子也具有类似的功效。建议女性朋友在日常生活当中不仅要多关注自己的身体，还要多思考、多参考一些食谱，这样就能够根据自己的身体状况合理调节饮食，永葆健康美丽。

女人湿热的原因

导致身体湿热的原因有很多，其中饮食不节制是很重要的一个因素。脾负责体内水湿的运化，脾功能强健，才能正常将体内多余的水湿转输到肺、肾等脏器，进而排出体外。但是生活中，不少人无节制饮食，以致脾胃受伤，因而脾胃转输水湿的功能下降。比如暴饮暴食、过食肥腻醇厚的食物、嗜好饮酒等，都有可能会伤及脾胃。因此，如果想要我们的脾胃功能正常，水湿代谢正常，就要多注意日常饮食。

湿热平时多吃这些

薏米、红豆、百合可安神，湿热女性应多食。在我国的桂林等地一直以来认为"薏米胜过灵芝草"，薏米药用营养价值高，常吃可以延年寿。红豆是红色的，红色入心，所以它还具有补心的作用。百合的安神功效也极佳，常用百合熬粥或泡茶，具有养颜安神的功效。

湿热忌食这些

预防和调理湿热，还要避免吃太"浊"的食物。太"浊"的食物主要指的是油腻、油炸、煎烤、甜食、酒等，吃过之后会"热上加热"；冰品和冷饮是不少人的最爱，但是往往吃下之后，脾胃会受到损伤，进而降低脾胃功能，为身体生湿生热留下机会。因此，平时要多吃温热的食物。

薏仁红豆粥

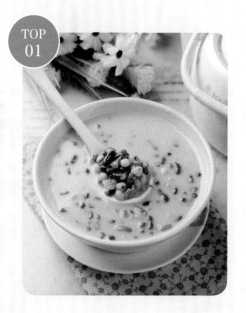

原料： 红豆 100 克，薏苡仁 200 克，莲子 50 克

做法：

①红豆、薏苡仁、莲子分别洗净，提前浸泡几小时；锅中加足够的水，将泡过的红豆薏苡仁一起倒入锅中，记得水要一次加足，中途不要再加水了，约煮 30 分钟。

②备用的莲子放入再煮 40 分钟。

③大火烧开转小火慢慢煮，煮到食材煮烂开了花即可。

功效：可以利肠胃、消水肿、健脾益胃，久服轻身益气。

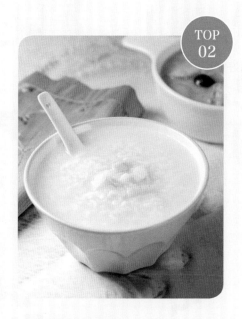

二苓粥

原料： 茯苓 15 克，猪苓 15 克，薏米 20 克

做法：

分别把薏米、茯苓、猪苓放入砂锅内热煲，煮至薏米开花即可。

功效：可以除三焦湿热，健脾胃，促进通便，是药食两用且基本无毒的良药。茯苓利水渗湿、健脾安神等功效非常显著，脾虚湿重引起的水肿以及心悸失眠等症，都可以服用茯苓。现代医学研究也表明，茯苓中含有茯苓素，这种物质利水利尿的效果非常好。

贴心小叮咛

茯苓是糖尿病、肥胖症以及脾虚湿盛者不可缺少的健脾除湿药物。茯苓的服用方法很多，可以做粥、蒸糕、煮水、煲汤等，不管怎么做，都不影响健脾除湿的效果。

穴位：常按阴陵泉、水分排除湿热

阴陵泉穴

阴陵泉穴可清利湿热，健脾理气，益肾调经，通经活络。配三阴交穴，有温中健脾的作用，主治腹寒。配水分穴，有利尿消肿的作用，主治水肿。阴陵泉穴是脾经的合穴，从我们的脚趾出发的脾经经气在这儿往里深入，可以起到健脾除湿的作用，是除脾湿最好的穴位。

简单按摩方法：

坚持每天用食指按揉这个位置，时间不用固定，只要你一有空闲，就可以进行按摩，但要保证一天累计按揉 10 分钟以上的时间。如果在按摩当中，你体内会有疼痛感，再坚持按揉下去，你会发现疼痛感会逐渐减轻，这说明你的脾湿在逐步好转。

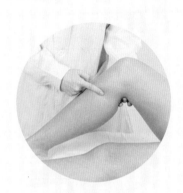

水分穴

水分穴，祛除水湿效果好。祛除水湿首先要健脾，健脾的穴位除了选取阴陵泉穴，还要配合治水要穴——水分穴。水分穴是任脉上的穴位，望文生义，就是可以调理水分的代谢。它位于肚脐上一横指（中指），祛除水湿最好用灸法。《铜人》介绍水分穴时提到，"若水病，灸之大良"。

快速取穴 TIP：

取仰卧位，在上腹部，将神阙与胸剑结合点连线进行 8 等分，在连线的下 1/8 与 7/8 交点处，按压有酸胀感。

简单按摩方法：

以食指指腹向下按压后放松，如此反复进行。或以四指集中按压此穴，同时有规律地呼吸。

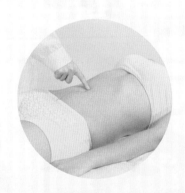

小提示：室内防干燥，避免刺激皮肤

对于湿热体质的女性而言，一定要注意控制好室内的温度和湿度，只有这样才能够让皮肤免受外界的不良刺激，保持皮肤的光洁清爽。

1. 使用空气加湿器

如今，随着科技的发展，加湿器已经成为改善室内干燥的有效方法之一。但是，有几个方面需要注意：加湿器里面最好能够使用纯净水或蒸馏水，并且坚持每天换水，每周清洗一次，以免水当中的有害微生物扩散到空气中；另外，还需要根据天气、室内外温度及时调节加湿器的湿度，只要把室内湿度控制在40%～60%，就是不错的状态。患有关节炎、糖尿病的女性应该慎用加湿器，否则会导致病情的加重。

2. 养成天天拖地的好习惯

我们每天至少应该用干净的拖把拖地两次，这样不仅可以有效除尘，还能够让屋内地面有水分，水分和空气大面积接触后快速蒸发，等于增加了室内空气的湿度。

3. 给室内加一些水

我们可以在屋内放一盆水，当水分蒸发的时候，就可以相对增加室内的湿度。此外，在冬季还可以在暖气或者空调边上放上一条湿毛巾，或者一盆水。

4. 睡觉之前湿润鼻腔

室内空气干燥很容易造成鼻腔的干燥，严重时还会导致流鼻血。因此，在睡觉之前我们可以在鼻子里面涂点橄榄油，以达到滋润鼻腔的目的。

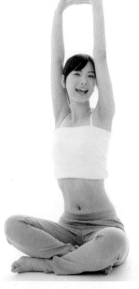

5. 可以养一些植物和鱼

有一些植物可以起到加湿的作用，比如仙人掌、吊兰、富贵竹、巴西木等。除此之外，我们也可以适当养一些鱼，因为鱼缸里面的水分也是可以蒸发的，这样就能够让房间内的湿度逐渐上升。

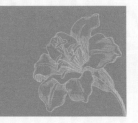

气郁体质：
笑逐颜开，美丽自然来

肝气郁结扰精元，疏肝温补当为先

肝主藏血，藏血丰富，阴血根基才牢固，才能够支持肝气疏泄。肝形态上不动、藏血，属阴；在功能上就好像是一个将军，疏泄气机，性喜条达，属阳，中医上又称为"体阴用阳"，用阳是以体阴为根基的。假如一个人的肝血不足，那么是非常容易过度疏泄，甚至是疏泄不足的。过度疏泄，肝阳暴张，就需要养阴柔肝，清肝热降肝火；疏泄不足，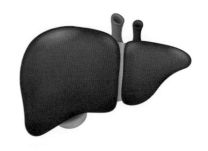我们就会觉得身体没有力量，郁滞在体内，所以，必须补血柔肝，疏肝理气。

疏泄不足在刚开始的时候可能表现为气郁，但是时间久了，就会夹杂着瘀血、痰湿。因此，我们必须通过阴血浸透濡养着肝脏，肝血充足才能够做到疏泄收放自如，也可以让消化良好、二便畅通、月经规律、情绪平稳。所以，气郁体质的养生原则，首先就是要保养肝血，千万不要让肝血亏虚。我曾经见过一些女性，身材看起来纤细瘦弱，而且还有一点贫血，头发更是稀疏黄软，外形看起来非常温柔，可是一旦把脉，就会发现脉象很弦。这类女性表面看起来性情温顺，但是你不知道，在她的内心深处也许正聚集着怒气，说不定哪一天就会爆发出来。尤其是本来肝血供应不足的女性，更是非常容易发怒。当然，也有可能会出现极度抑郁的情况。总而言之，气郁体质的女性情绪是非常不稳定的。

假如你发现自己最近经常发火，那么你就有可能是疏泄太过，这个时候可以适当吃一些阿胶、熟地、桑葚、何首乌、当归等来"柔肝"，也就是给肝脏补血。只有当肝脏的血气充足了，你的体质才会逐渐得到改善。其实，气郁体质和血瘀体质是属于同一类的。可能有的女性要问了，既然是同属一类，为什么中医又要将它们分开呢？原因是血瘀体质和气郁体质相比，血瘀体质对于我们人体的健康和生命威胁更大。

气郁体质的养颜原则：解除抑郁强体质

为了保持心情的舒畅，防止容颜的早衰，气郁体质的女性朋友要注意以下几点：

培养自己丰富的业余爱好

对于气郁体质的女性而言，可以多参加一些集体活动或者娱乐活动。如果实在不愿意外出，可以在家中适当看一些自己喜欢的电视节目，或者做一些保健操，比如瑜伽等。总而言之，一定要让自己保持愉快的心情。

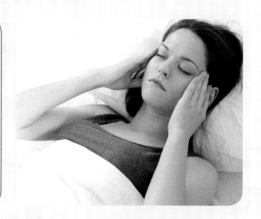

交一些性格比较开朗的朋友

女性朋友的心思比较缜密，很容易受外界的影响，如果所交的朋友和自己一样，整天满面愁容，即使有好心情，在这样的朋友的感染下也会大受影响。尤其是逐渐步入中年的女性，家庭负担比较重，心事有了诉说的对象，心情自然就会开朗许多。

看一些愉悦身心的书

在不能外出活动的日子里，抽空看些书也是不错的选择，这些可以是搞笑的、诙谐的、幽默的，也可以是心理方面的，还可以是让人平心静气的，只要能够很好地调节女性的心理，解开女性朋友的心结就可以。

看一些幽默的影视节目

很多幽默的影视节目都能够让我们的心情得到放松，甚至让我们开怀大笑，比如相声、喜剧等，这对于释放郁闷的情绪是非常有帮助的。适当看看这些节目更容易让我们摆脱各种压力，时刻保持好心情。

工作中要为自己减压

有很多女性将工作视为自己的一切，为此她们放弃了家庭、健康的身体。她们的压力很大，即使是满面笑容也掩饰不住内心的惶惑和疲惫。因此，她们需要适当放松，减轻自己工作上的压力。

饮食：行气食物宜多吃，结郁之酒应少饮

名医指点

在很多体形比较瘦的女性中，属于气郁体质的女性概率是比较高的。气郁体质的女性看起来总是一副闷闷不乐的样子，而且脸色也不好，不仅发黄，还没有光泽。如果郁结的情况比较严重，脸色甚至会出现青黄色。气郁体质的女性在独处时，就会莫名其妙、不由自主地叹气。如果你去问她到底是因为什么事情叹气，她自己也想不出来有什么让自己叹气的事情。对于这类女性，最为常见的调理方法就是适当吃一些逍遥丸，通过疏肝理气让病症有所缓解。

女人气郁的原因

气郁体质的女性在性格方面主要以内向为主。性格内向也分为几种情况：一种是性格内向的同时，情绪平稳，话不多，反应也不会过于激烈，有所谓的"钝感力"，给外人的感觉总是比较温和木讷；另外一种就是虽然内向，话少，但是自己心里面对于很多事情都明白，而且非常敏感，做事情喜欢斤斤计较。因为在实际生活中，这样的女性是最容易生病的，而且大多数是"憋"出病来的。可能遇到了某些事情让自己生气，但是不愿意向亲朋好友诉说，所以在一开始可能是气郁，但是气郁时间一长就会造成血瘀，之后又会出现痰湿，这等于是使我们气郁的情况变得更加严重。阴血、津液在我们身体当中是通过气带动的，而气郁等于是让身体中没有了气，那么阴血、津液也就失去了在身体当中运行的动力，无法到达身体的各个地方，自然身体就会出现疾病。

气郁平时多吃这些

气郁体质的女性在日常生活中还可以适当吃一些牛奶、小麦、山楂等具有行气解郁功效的食物。

气郁忌食这些

切记不要吃辛辣食物，更不要喝咖啡、酒等自身带有强烈刺激效果的饮品，而且要尽量少吃肥甘厚味的食物。

双花西米露

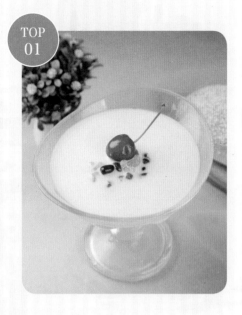

TOP 01

原料： 玫瑰花 20 克，茉莉花 20 克，西米 50 克，红豆少许

调料： 白糖适量

做法：

①茉莉花与玫瑰花放入杯中，加适当的开水冲泡，备用；把西米和红豆分别入锅煮，煮至西米半透明状态，红豆熟透，捞出备用。

②将水煮沸之后再倒入西米、红豆，并且放入适量白糖进行调味，再次煮沸后加入玫瑰茉莉花茶中即可食用。

功效：理气解郁，和血散瘀。

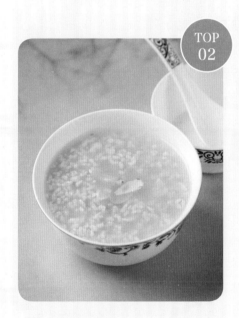

TOP 02

茉莉花粥

原料： 茉莉花 5 克，粳米 60 克

调料： 白糖适量

做法：

①将茉莉花、粳米清洗干净备用。

②先把茉莉花放入锅中，再放入适量的清水，等到水烧开之后捞出茉莉花，再放入粳米，用大火煮沸之后改用小火熬煮成粥，最后放入适量的白糖稍微调味即可。

功效：行气止痛，解郁散结。

贴心小叮咛

中医认为，气的运动主要依靠肝脏调节，肝疏泄气机的功能一旦下降，就会表现为气郁，而肝经分布的区域气郁表现尤为明显。由于肝经主要分布在从小腹到胸肋两侧和乳房，所以"愁美人"常常一生气就这里疼那里胀，其实就是气郁所致。

听听音乐散散心，解郁就这么简单

一个人如果过度忧郁，就可能会造成脾胃不运、消化不良，甚至还会出现腹胀、食欲不振、经常叹气、大便不畅等症状。尤其是气郁体质的女性，一定要注意避免过度忧郁。气郁体质的女性最忌讳的就是抑郁，长时间得不到疏解，会对身体会产生巨大伤害。

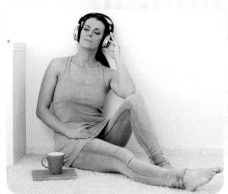

我们存在于这个世界，有的时候没有必要让自己变得过于敏感，一旦对任何事情都过于敏感，就会造成七情波动，若不能够有效抒发，自然就会憋在心中，这对我们的内脏损害是最大的。也许在刚开始的时候，七情抑郁对于身体的损害并不明显，通常仅仅表现为气郁，但是随着时间一分一秒地流逝，就会由气郁变成血瘀、痰湿。研究发现，气郁、痰湿、血瘀这三种体质的人群，其肿瘤、高血压、冠心病的发病率都要比其他体质的人群高出许多倍。所以，对于气郁体质的女性而言，还是稍微"迟钝"一些好。迟钝其实在有的时候是一种保护自身身心健康的能力。要想让自己的体质逐渐得到改善，变成平和体质，并不是一件简单的事情，需要我们进行长期地调养，而且最关键的就是先要调整好自己的心情。

中医认为，养神是最关键的。如果神没有调节好，就无法让内脏变得安宁、健康，疾病依旧会出现。在现实生活中，一些女性朋友花费了大量的时间去锻炼身体，但是根本就没有注意控制自己的情绪，结果还是各种疾病缠身，到头来让一切锻炼的成果都付之东流。

那么对于气郁体质的女性而言，当发现自己的情绪变得抑郁时该怎么做呢？首先，要学会稳定自己的情绪，敢于接受现实、面对现实。其次，要适当地发泄情绪，最好能够向身边的好朋友倾诉，因为这样能够有效缓解我们的焦虑和压抑情绪。与此同时，气郁体质的女性还需要得到家人的支持，转变家人对自己的关爱方式，以此达到心理抚慰的作用。

另外，已经患有轻度抑郁症的女性，可以适当听听音乐，转移自己的注意力，而且还可以选择去爬山、打球、健身，也可以去唱歌、看电影、旅游，甚至还可以找一个地方痛快地大哭一场，来发泄自己的情绪。

乐观生活，莫让气郁变抑郁

当今，随着生活节奏越来越快，越来越多的女性开始失眠、焦躁和易怒。为什么生活水平不断提高，但越来越多的女性出现了"郁"火满腔的情况呢？

根据一项调查发现，如今很多女性都属于气郁体质，而气郁体质的女性会常常感到心情不好、闷闷不乐，一天到晚情绪低沉。有的女性还会出现紧张、焦虑不安、多愁善感、无缘无故叹气等情况，并且睡眠质量差。情绪变化对于人体功能的影响是非常大的，因为情绪会牵动人体的五脏。《黄帝内经·灵枢·口问篇第二十八》中记载："悲哀愁忧则心动，心动则五脏六

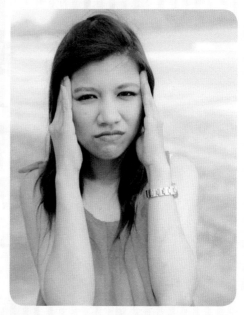

腑皆摇。"它告诉了我们七情和五脏六腑的密切关系。因此，在治疗由情绪所引起的脏腑功能失调的时候，一定要学会合理利用脏腑之间相生相克的关系。其实，"郁"火满腔绝对不是现代女性的专利，古代就有"女子伤春"的记载。由此可见，"郁"早已有之，而且它与季节的变化有着密切的关系。因此，气郁体质的女性一定要注意在季节更替的时候对自身情绪的控制。因为女性属阴，所以非常容易和春天的生发之气相感。在春季，女性要比男性更容易心情郁闷，如果这种情况长期存在，就可能会给女性的肝脏和肾脏造成严重的损伤。所以，建议女性一定要守护好自己的心情，千万不要让自己陷入"伤春"的泥潭。

《黄帝内经·素问·至真要大论篇第七十四》中记载："疏其血气，令其调达，而致和平……"意思是说，疏通人体的血气，让身体当中的血气能够通调顺达，这样就可以让身体当中的气血平和。中医认为"运血者气，守气者血"，因此，只有达到了气血的调达，才能够健身强骨，关节才能够变得更加灵活；而且，只有保持精神情绪上的稳定和健康，克制自己的愤怒情绪，这样才能让我们不受到邪气的攻击，我们的气血也才会更加顺畅。因此可以说，这是一个相辅相成的过程，二者不可偏废。

需要提醒气郁体质的女性，在选择运动方式的时候一定要注意不要让自己过于疲劳，因为那样对于体质的改善反而是不利的，要懂得选择适合自己的运动项目。

特禀体质：
培元固表，健康美才是真的美

如何判断自己是不是特禀体质

过敏是我们生活当中司空见惯、习以为常的现象了，但是却苦了容易过敏的人，过敏给她们的生活和身体健康带来了很多不便。这种容易过敏的人，在中医上就属于特禀体质。"特禀"指的是什么？指的就是过敏体质。

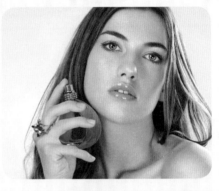

一提起春天，大家总是喜欢用"春暖花开"来描述，但是对于某些女性朋友来说，春天就是她们的噩梦。春天，很多鲜花盛开了，花粉就会飘散在空气当中，而这些花粉就成了这些女性的过敏源，她们接触到花粉后就会不停地打喷嚏、流眼泪，给她们的工作、学习和生活带来严重的影响和困扰。

特禀体质的表现有很多方面，比如有的女性朋友即使在不感冒的情况下也会常常鼻塞、打喷嚏、流鼻涕，成为哮喘的易感人群；有些女性对药物、食物、气味、花粉非常容易过敏；有的女性的脸部皮肤甚至会起荨麻疹，身体的皮肤因为长期过敏而出现了紫红色的瘀点，只要用手一抓就红。

如果你发现自己符合以上这些特征，那么非常不幸，基本上就可以判断你属于特禀体质了。为此，你更需要注意自身的保养工作，一步步改善自己的体质。过敏体质可能是先天性的原因，也可能是后天性的原因造成的。其实，只要我们能够清楚地了解自己属于哪种过敏体质，就可以通过一定的措施来进行改善，比如：首先可以阻断过敏源，再进行合理的调理，相信一定能够向平和体质发展。

在中医所说的所有体质当中，特禀体质是最为敏感、最为娇气的体质。所以，提醒广大特禀体质的女性，在日常生活中一定要注意合理饮食，尽量远离过敏源。

特禀体质的原则：合理"挑食"，内调外养

特禀体质产生的原因有很多，除了我们上面提到过的和遗传因素有关，其实还与各种因素所导致的免疫系统功能异常有一定的关系。到目前为止，过敏性疾病已经成为最为常见的疾病之一，因为随着水、空气污染的不断加剧，环境和饮食方面存在的安全隐患越来越多，从而导致患有过敏性疾病的患者越来越多，过敏性疾病的发病率也是越来越高。不仅如此，由于现在很多女性朋友在饮食方面喜欢吃肉、蛋、奶类食品，这样就很容易造成身体当中红细胞质量下降，也就容易造成我们身体对外界的适应能力大幅度降低。另外，肉、蛋、奶当中的蛋白质分子还会进入到我们的血液当中，更加容易刺激我们的身体产生过敏性反应。

中医认为，过敏主要是因为肺气不足、卫表不固，等于给了外邪一个侵入我们身体的机会，因此才会造成身体出现各种不适症状。《黄帝内经·灵枢·百病始生篇第六十六》中记载："此必因虚邪之风，与其身形，两虚相得，乃客其形。"意思是说，当正气不足的时候，身体就容易发生过敏性疾病，这是疾病出现的内在原因；而卫表不固，就给了外邪侵入身体的机会，这是疾病出现的外在原因。

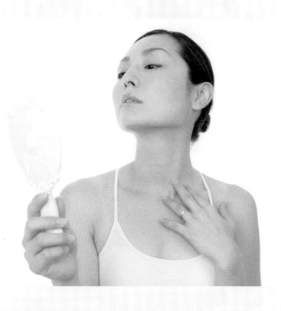

特禀体质女性的饮食调养

特禀体质的女性应多吃一些益气固表、凉血消风、补益五脏的食物，比如：糙米、果蔬等，在滋养红细胞的同时防止异体蛋白进入血液，还可以多吃一些绿豆、冬瓜、莲子等能够清热、解毒、利湿的食物。

特禀体质的女性尽量不要吃发性食物，发性食物会引发过敏反应或加重过敏症状。比如荞麦、蚕豆、扁豆、鹅肉、鱼类、虾类、蟹类、辣椒、浓茶、酒等辛辣、腥膻及含致敏物质的食物；水果中，榴莲、芒果、龙眼、葡萄、菠萝、草莓等属于热性或易致敏食物，特禀体质的女性也要慎食。

据不完全统计，在日常饮食中，致敏的食物多达 160 种。当然，并不是所有特禀体质的女性都对这 160 种食物过敏，应根据自己的实际情况来进行合理选择。必要时，可以去医院查过敏因子，有针对性地避开导致过敏的食物。不过，有八大致敏食品一定要牢记：花生、大豆、牛奶、鸡蛋、鱼类、贝类、小麦和坚果。特禀体质的女性在没有弄清楚自身的过敏因子时，对这八大致敏食品最好忌口。

特禀体质女性的生活调摄

注重精神养生

特禀体质的女性往往情绪敏感，心性浮躁。因此，特禀体质的女性要常修心养性，避免情绪紧张、急躁恼怒。这些不良情绪极易影响身体内分泌系统，进而导致免疫功能下降，引发各类疾病。

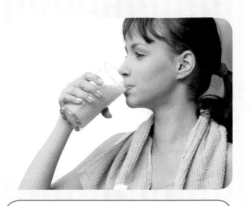

合理锻炼身体

在运动方面，特禀体质的女性适宜慢跑、游泳、球类、瑜伽等。在锻炼过程中，应避免汗出当风，激惹过敏状态，以不出汗或微微出汗为好。注意呼吸的均匀，提倡腹式呼吸。

远离过敏源

除了尽量避开食物中的过敏源外，还要注意避开生活中的其他过敏源。比如，有些女性对毛屑、粉尘或者某种气味、药物、化学物质等过敏，那么在生活中就要尽量避免接触此类事物。

情绪舒缓，精神放松，外邪不敢扰

人有七情六欲，高兴、失落、悲伤、忧虑、恐惧等，都是一个人应有的、正常的情绪反应。"不以物喜，不以己悲"是一种修养、一种境界，不是任何人都能达到的，只要生活在凡尘俗世间，就免不了有悲有喜。只是，如果情绪波动太大，或者时常陷入一种特定的情绪中无法自拔，就会对身体产生不良的影响。

内心焦虑易长痘痘

很多女性喜欢用"吃"来化解内心的焦虑，毫无节制地进食甜食和高热量食品，虽然过后可能心情舒畅了，但付出的代价也"不菲"——面部布满了白头粉刺。如果哪天发现自己脸上出现了许多无头粉刺，很可能就是神经高度紧张的结果。

内心压抑易长色斑

墨镜、防晒乳、隔离霜……防晒装备如此齐全，竟然还会长斑！很多女性对此既疑惑又无奈。先别忙着谴责防晒装备的功效，有些时候，雌激素分泌不足也会导致斑点的滋生。

情绪紧张易得荨麻疹

荨麻疹皮肤病现在已经被认定为情绪皮肤病的一种。有一些女性在情绪紧张的时候，会发现在身体的表面出现一些凸出来的白包，并且很痒，这就是荨麻疹。如果在这个时候我们能够及时调整情绪，这些白包就能够在几个小时或者几天之内逐渐消失；可是如果你的情绪一直处于紧张状态，荨麻疹的情况也许会更加严重。

思虑过度易生黄褐斑

思虑过度最为常见的表现主要有神志恍惚、心不在焉，中医上又把这种情况称为"思则气结"，换句话说，也就是因为气机郁滞不通、运化失常，结果导致脾气郁结在了肠腹当中，所以才会让我们无精打采、食欲减少，甚至有一些女性的皮肤也变得没有了光泽、肌肉消瘦等。如果长时间思虑，还会影响到我们全身各个组织器官，造成因为缺乏营养而出现心悸气短、面色萎黄，脸上出现黄褐斑等。

小提示：室内洁净，远离过敏源

根据临床经验，室内防尘除尘我们应该从以下几方面入手：

1. 屋内一定要注意防潮防湿防阴暗

最好房屋周围没有大型的工业园区，这样可以保证周围的空气不被严重污染，在最大限度上减少有毒有害气体对我们身体的刺激。我们做到防湿防潮，就可以有效遏制尘螨、霉菌等有害物质的滋生。

2. 室内布置

房屋内的家具应该做到整洁干净，尤其是家具的表面要打扫干净。对特禀体质的女性而言，选择家具的时候最好不要选择厚尼绒制成的沙发、软椅、窗帘和床垫，因为这些尼绒制品不仅非常容易积存细小的灰尘，而且还为尘螨、霉菌的生长提供了良好的生殖环境，另外，尼绒产品清洗起来也非常不方便。

3. 卧具要注意清洁

被褥芯最好使用新棉花，并且要根据实际情况定期更换，不要使用羽绒被和丝棉被，更不要使用动物皮毛制作而成的被褥。

4. 房间当中千万不要饲养宠物，尤其是猫、狗、鸟等

因为这些宠物很容易掉毛，而且在这些宠物的皮毛当中会有很多分泌物和排泄物，这些物质非常容易让我们患上哮喘疾病。

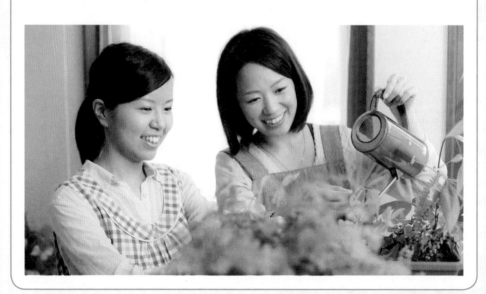

宫廷美女都在用的
"天然美女养成法"

　　女人天生就是爱美的，对于古代后宫的女人来说，美丽就是她们终生的事业，以此得到帝王长久的宠爱。我们从历代宫廷美女所用的美容方法中选取简单易行的、适合现代人生活习惯的、真正有效果的精华部分，敬献给爱美的以及希望自己变得更美的女人。

让女人"悦泽好颜色"
——冬瓜仁美白术

　　冬瓜是我们常见的蔬菜，冬瓜仁就是冬瓜的种子。想不到吧？这毫不起眼的东西也是古代宫廷里的美容圣品呢。相传，汉宫美女赵飞燕就曾长期将冬瓜仁磨成粉服用，所以她的肌肤光滑细腻，白里透红。据记载，冬瓜仁还是隋炀帝后宫嫔妃们常用的一款美容增白秘方中的主要原料。

古代养成方

　　隋炀帝时，后宫有一款美容增白秘方，主料就是冬瓜仁，再加上橘皮和桃仁制作而成。制作方法：将冬瓜仁50克，橘皮30克和桃仁40克磨为细粉，每顿饭后用酒送服，一日三次。这款美容方能让人的肌肤白皙有光泽，《神农本草经》说它"令人悦泽好颜色"。《日华子本草》称其可以"润肌肤"。

　　另外，橘皮可以理气和中，燥湿化痰；桃仁则能活血化瘀。该美容方虽然用料简单，制作也不复杂，但配伍却非常精当，效果也非常好。我们现在仍然也可以享用另外一个有名的隋宫增白方，取冬瓜仁粉150克，桃花粉120克，橘子皮30克，将橘子皮磨成粉，然后与冬瓜子仁粉和桃花粉混合，每次取1匙量，加水适量调匀，敷于皮肤表面，在半潮湿状态下用清水洗净。经常使用此面膜可使面色红润、白皙，并唤醒肌肤活力。

现代的运用

　　在现代，很多美女由于工作原因，每天都要长时间对着电脑，这时就可以将冬瓜仁磨成粉冲水喝，水里还可以加点红糖，随时饮用。这样不仅口感好，更能起到很好的排毒嫩肤的作用。每次使用新的化妆品，皮肤敏感的美眉就难免会出现过敏现象而脸色发红，这时也可以把冬瓜仁请出来帮忙。还是先将冬瓜仁磨成粉，然后与牛奶混合，调匀敷脸。只需15分钟，脸色就能恢复正常了。

　　其实，不仅冬瓜仁是很好的美容原料，它的"主人"——冬瓜也有很好的美容作用，经常食用可以利尿去湿、益气抗老、美白肌肤。

冬瓜洗面药是一个增白美容单方，被收录在《御药院方》，它的制作方法是将一个冬瓜削皮后切成片，酒 750 毫升，水 500 毫升，同煮烂，用竹棉签擦去滓，再以布滤过，熬成膏，放入蜂蜜 500 克，再熬成稀稠状，然后再以新棉滤过，放在瓷器内，用时取栗子大小的一团，用津液调涂面上，用手搽。冬瓜清热利湿，外用搽之，可去油腻，增白美肤，古代宫廷美女们常用作美颜药。

冬瓜药用价值

冬瓜味甘、性寒，有消热、利水、消肿的功效。冬瓜含钠量较低，对动脉硬化症、肝硬化腹水、冠心病、高血压、肾炎、水肿膨胀等疾病有良好的辅助治疗作用。《随息居饮食谱》："若孕妇常食，泽胎儿毒，令儿无病。"冬瓜还有解鱼毒等功能。冬瓜中所含的丙醇二酸，能有效地抑制糖类转化为脂肪，加之冬瓜本身不含脂肪，热量不高，对于防止人体发胖具有重要意义，可以帮助形体健美。

养颜秘方大升级

冬瓜茶

做法：将冬瓜去皮去籽洗净，并切成块，然后在锅内加水煮开后，放入冬瓜及少许姜片，闷煮 40 分钟，熄火后盖上锅盖再闷 20 分钟即可。

功效：本饮品能解燥消肿。

冬瓜汤

做法：准备冬瓜 1 个，将冬瓜去皮切块。大火煮 10 分钟，加入调味，放入少许葱花即可食用。

功效：本汤可祛除火气、解燥消肿。

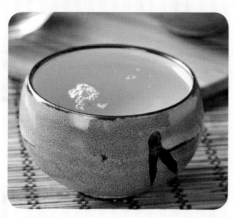

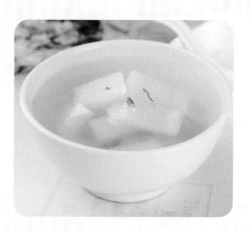

让女人白皙水嫩的水果
——柠檬

中国人是典型的黄色人种，却以白为美。古代形容肌肤白皙的词语也有很多：肤白胜雪、冰肌玉骨……都是在说皮肤白皙的美。为了美白，古代的嫔妃也是想尽了办法，宫廷选用白嫩肌肤的药材，柠檬当仁不让。柠檬是美白的圣品。它含有丰富的维生素C，其主要成分是柠檬酸。柠檬有漂白作用，对抗皮肤老化具有极佳的效果，对消除疲劳也很有帮助。

古代养成方

据说远在 2500 年前，巴比伦王国宫廷中即盛行用柠檬美容。在中国古代，用柠檬美白也有上千年的历史。如今，这种古老的自然美容法，再度风行。柠檬美白，方法归纳起来有食用、沐浴、洗面、敷面等几种。

现代的运用

清除雀斑

经研究，雀斑的形成是因为皮下黑色素增多或暴晒过久所导致的。建议爱美的女孩子可以每天早晚洗脸后用鲜柠檬汁涂面各一次，一周左右就可以消除雀斑，效果非常好。

洁肤增白

将 1 只鲜柠檬洗净后去皮，并切成薄片，然后放入一个杯子内，加入白酒浸没柠檬，浸泡一夜后，第二天用消毒脱脂棉蘸浸泡酒液涂面，15 分钟后用温水洗净。

紧肤润肤

将 1 勺鲜柠檬汁倒入杯中，然后加入 1 个鲜鸡蛋黄，将两者搅拌均匀后，再加入两勺燕麦粉和橄榄油，一起搅拌均匀成糊状。每晚洗脸后敷于面部，15～20分钟后取下，再用水洗净。每晚1次，连续1周后，可使肌肤变得红润光泽，有效改善干燥、松弛和多皱的肌肤。

（润肤沐浴）

　　将两个鲜柠檬去皮捣碎，然后用消过毒的纱布包扎成袋，放入浴盆中浸泡20～30分钟；再放入温热水，泡澡10分钟左右，这样有助于清除汗液、油脂和异味，润泽全身肌肤。如果你是油性皮肤，沐浴后可以在润肤霜中滴入少许鲜柠檬汁涂擦全身，并进行全身按摩，这样可以祛除过多的油脂，使肌肤光泽、红润且有弹性。

　　现在的美女们要想美白，美容专家都提倡要长期有规律地摄入维生素C，这样就可以有效防止黑色素的产生。但单纯依靠维生素C是不行的，防晒工作一定要做足。

养颜秘方大升级

自制柠檬茶

做法： 将柠檬去皮切成片，然后依个人口味添加冰糖，泡水饮用。

功效：长期饮此茶会让肌肤恢复光泽与弹性。

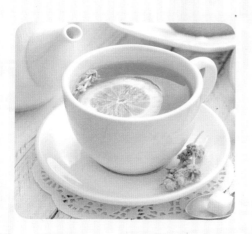

蜂蜜柠檬茶

做法： 将柠檬切片放入壶中，然后用沸水先清洗一遍。再注入沸水进行冲泡，水量加至壶的四分之三处即可。待温热后即可饮用，喝时调入蜂蜜。

功效：降火消炎、排毒养颜。

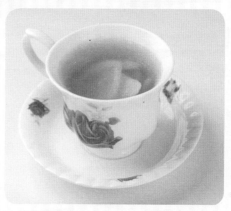

杏仁能让女人的
皮肤晶莹剔透

杨贵妃之所以冰肌玉骨、国色天香，除了她的"天生丽质难自弃"之外，还与她善于运用各种养颜术不无关系。其中最为出名的莫过于以她的名字命名的美容秘方"杨太真红玉膏"，红玉膏的主要成分就是杏仁。

古代养成方

"杨太真红玉膏"气味香醇，不仅能驻颜美容，还可治疗多种面部皮肤病。资料记载，杨贵妃除了坚持用此膏敷面来美容外，还经常食用新鲜的杏，这也是她肌肤白皙润泽，细嫩饱满的重要原因。

杏仁的美白功效不仅在古代备受青睐，在现代社会也是备受推崇。要美白就要坚持每天食用杏仁，最好是在牛奶或豆浆里泡入杏仁粉和薏仁粉，便可以一举三得：养颜美白、抗衰老、美体瘦身。

养颜秘方大升级

杏仁是美容之佳品，特别是美白的效果被很多人称赞，用杏仁来美容可以选择服用或者做美容面膜，下面两种面膜不仅能美白，还能延缓衰老。

杏仁蜂蜜水敷脸

做法：在温水中加入杏仁油和蜂蜜各一勺，调匀，然后放入一块柔软的小毛巾，让它吸满水分后，趁温热敷在脸上，直到温度降低，重复浸温水、敷脸的步骤数次，让皮肤得到简单的刺激。

杏仁茯苓粉敷面

做法：将杏仁 30 克，茯苓 10 克和莲子 10 克分别研为细末，再与适量面粉调和均匀，然后加入温水调至稀稠适度，均匀敷于面部，待 20 ～ 30 分钟后用清水将脸洗净。

玉竹从古至今都被奉为美容佳品

在古代，很多爱美的女人都用玉竹来美容，因为她们都知道玉竹是滋阴养颜的佳品，长期食用可使皮肤莹白如玉、柔嫩滑腻。《神农本草经》认为它"久服去面黑䵟，好颜色润泽，轻身不老"。而《本草纲目》中说："主风温自汗灼热及劳疟寒热，脾胃虚乏。"可见用玉竹来养生养颜早就被人所熟知。

古代养成方

据说，在唐代，有一个宫女因为受不了皇帝的蹂躏，一直伺机逃出皇宫。终于有一天，她有机会逃出宫去，跑到一个深山老林中，因为没有食物可以充饥，她便摘了一种植物的根茎为食物。时间长了，她发现自己身体轻盈，皮肤也变得比以前有光泽了。

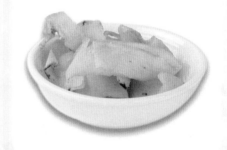

后来，这位宫女遇到了一位猎人，他们一见倾心，便结为夫妻，在深山里生儿育女，一直到60多岁，才和丈夫回家。家里的父老乡亲看到她都觉得十分奇怪，因为她还是几十年前进宫时的模样。她回想自己在深山的遭遇时，想到了正是因为食用了那种植物的根茎，所以自己的容颜才会保持得如此之好，而这种植物就是玉竹。

现代的运用

大家可能不知道玉竹怎么吃，其实方法很多，可以做菜也可以煮粥。玉竹煲鸡腿或鸭腿是很好的滋阴养颜菜，长期食用可以使皮肤柔嫩细滑。有一个简单的制作方法：将30克的玉竹洗净后切段，鸡腿或者鸭腿过开水去油污，将两者一起放入沙锅中，放入适量的水煮，先大火煮沸后加少许料酒、食盐，再以小火煲，直到鸡腿或者鸭腿上的肉和骨轻脱为止，熟的时候放几滴醋就可以了。再给大家推荐一款具有滋阴益气功能的玉竹炖鸡汤，用料是嫩鸡、玉竹、淮山和枸杞子，煮熟后加酱油、生姜丝即可，做法非常简单，美容效果也非常好。

最后还要提醒您的是玉竹是百合科植物玉竹的根茎，黄白色，光泽柔润、肉肥、条长的新鲜玉竹品质最佳，我们选用玉竹时要特别注意。

玉竹的药用价值

现代医学认为,玉竹具有生津养胃、润肠滋阴的功效,可以治疗胃脘隐痛、食欲不振、咽干口渴、阴虚肺燥、干咳痰稠等症。

养颜秘方大升级

玉竹人参鸡

做法：将一个鸡腿洗净剁成块，然后将8克的玉竹冲洗干净，将鸡腿和玉竹一起放进炖锅内，之后放入人参片、少许枸杞子、盐、料酒和水，盖好盖子，炖约30分钟，待鸡肉熟透即可食用。

功效：此菜肴能补中益气、润泽心肺、抑制血糖，久服去面部黑斑、延缓衰老。

玉竹冰糖粥

做法：将60克的鲜玉竹洗净，去掉根须，切碎加水煎，取浓汁去渣，待用。把100克粳米淘洗干净，与玉竹汁一同入锅，共煮为稀粥，粥成后放入适量冰糖，稍煮一二沸即可食用。

功效：此粥能滋阴、生津、止渴。

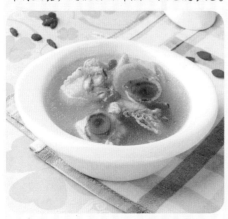

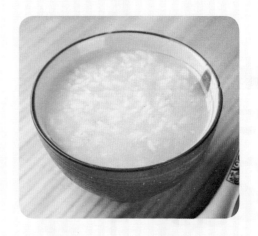

樱桃，
让女人拥有水润光泽的皮肤

只要是美女，很少有不喜欢樱桃的，这小小的樱桃实在惹人怜爱，红似玛瑙，状如珠玑，水汪汪，亮晶晶，颇具魅力。据传，从唐代开始，皇帝便将樱桃分赐给群臣，并为新科进士举行樱桃宴，当时樱桃以新泰市天宝镇所产为最好，天宝樱桃被誉为"果之珍品"，是古代宫廷指定的贡品。

古代养成方

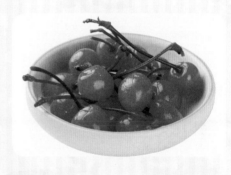

沙贾汗王是印度蒙兀儿帝国第五代君王，艳后慕塔芝玛哈美丽迷人，她用自己的美貌征服了沙贾汗王。据考证，皇后慕塔芝玛哈，每天用樱桃榨出的汁来敷面，入宫19年，为沙贾汗王生了14个孩子，皮肤仍然白皙娇嫩、青春依旧，沙贾汗王与其形影相随，即使南征北讨，也要皇后伴随左右。

酸甜可口、美丽诱人的樱桃自古以来一直都是女性喜爱的美容水果，《名医别录》记载：吃樱桃能令人好颜色，面色嫩润，青春常驻。古代美女尤其是宫中嫔妃们为了令皮肤嫩白红润，并能留住芳华，经常会使用樱桃榨出的汁涂于面部，或抹在有皱纹的部位。据说，慈禧太后非常关注自己的容颜，寻遍民间美容秘方，后来，宫廷御医为慈禧太后配制一种美容养颜方，就是用樱桃榨汁再配以中药用来敷脸。

现代的运用

樱桃为什么能美容养颜？这与它的营养成分有关：樱桃中富含维生素和果酸，能活化肌肤；富含能平衡皮质分泌、延缓衰老的维生素 A，能活化细胞、美化肌肤；富含维生素 B_2，能让双眼更有神和明亮；富含维生素 C，能补充肌肤养分等。樱桃中的营养成分能深层清洁皮肤，防止和修护由紫外线、电脑辐射等有害物对皮肤造成的伤害。所以建议经常与电脑打交道，以及外出工作较多、皮肤时常暴露在强烈阳光下的女性，不妨将樱桃作为护肤之果，每天吃几颗，或用果汁敷一敷脸，方便又有效。

要提醒各位美眉的是：樱桃含有一定量的氰化物，不宜多吃，因为若食用过多会引起氰化物中毒。一旦吃多了樱桃发生不适，可用甘蔗汁清热解毒。

樱桃的药用价值

《名医别录》称樱桃根、枝、叶、核、鲜果皆可入药。樱桃果实性味甘温，有益气活血，平肝去热，祛除风湿的功效。樱桃中铁含量相当高，铁是合成人体血红蛋白的原料，医学、营养学认为女性吃樱桃，具有促进血红蛋白的再生作用，对缺铁性贫血患者有补虚养血的功效，还可辅助治疗孕产妇贫血及席汉氏综合征、月经过多、崩漏等多种妇科疾病。

养颜秘方大升级

樱桃桂花汤

做法： 先将适量冰糖加水溶化，加入银耳 50 克，煮 10 分钟左右，然后加入樱桃 30 克、桂花适量，煮沸后即可食用。

功效：此汤水有助于补气、养血、滋润皮肤。

樱桃茶

做法： 准备鲜樱桃 30 克，绿茶 3 克。用樱桃的煎煮液泡茶饮用。

功效：能够益气，祛风湿。

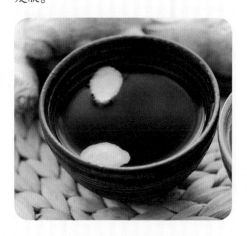

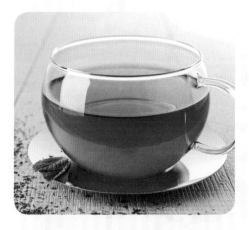

祛斑方，
金朝宫女们的祛斑选择

金朝皇帝完颜璟即金章宗，他除了酷爱汉文书画外，还对女人的美容养颜方颇有研究，由他配制的很多美容方深受后宫美女的欢迎，"使嫔妃辈云鬟益芳，莲踪增馥"。其中有一款经典秘传祛斑美容方就特别受宫女们欢迎。

古代养成方

这款美容方的名字很简单直白，就叫"祛斑方"，是一款专门针对雀斑的秘方。《圣惠方》中有此方的记载：取白僵蚕、白附子、白芷、山柰、硼砂各 15 克，石膏、滑石各 25 克，白丁香 5 克，冰片 1.5 克，将上面的材料都研成细粉，临睡前用少许水调和后搽面，15 ~ 20 分钟后用清水洗掉，常用此方能淡化色斑。一般来说，雀斑大多是由遗传基因引起的，所以，目前从基因学上来说，雀斑难以治愈，只能通过某种方式来淡化它。

养颜秘方大升级

祛斑是爱美女孩的必修课，其实很简单，只要按照下面两种方法坚持做下去，就能让你脸上的斑斑点点去无踪。

蜂蜜蛋白祛斑面膜

做法： 将适量鸡蛋清和蜂蜜搅和均匀，临睡前将此膜涂刷在面部，然后进行轻柔地按摩，这样可以刺激皮肤细胞，促进血液循环，等十来分钟后即可用清水洗净，每周两次为宜。

芦荟祛斑糊

做法： 将新鲜的芦荟叶洗净打汁，并倒入小碗中，然后放入适量蛋清、珍珠粉和面粉调成糊，将调好的糊涂抹在脸上，15 ~ 20 分钟后洗净，拍上柔肤水、护肤品即可，每周 1 ~ 2 次，长期坚持能淡化色斑。

枸杞，
秀出水嫩白皙俏佳人

枸杞皮又名地骨皮，为什么会叫"地骨皮"呢？其中还有一段传说。

古代养成方

话说有这么一天，慈禧太后觉得胸闷，眼睛还有些模糊，御医都诊治无效。有位钱将军向御医们透露，他母亲也曾患过类似的病，后来，一位土郎中，挖来枸杞根，洗净后剥下根皮，嘱其煎煮服用而后痊愈。众御医闻之，便推举钱将军献方。慈禧太后于是立即诏令钱将军回乡取药。钱将军果真不负众望，从

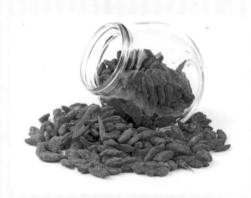

家乡取回一大包枸杞根皮，亲自在太医院煎好药汤，送至内宫，让太后用药。几天后，太后眼睛渐渐明朗，精神也好多了，便问钱将军用何种妙药。钱将军思忖，枸杞的"枸"和"狗"同音，为免太后生疑，便择个吉利名称——"地骨皮"。太后欣然赞叹："好，我吃了地骨之皮，可与天地长寿！"从此，枸杞根皮便叫地骨皮了。

慈禧也就从那时候起跟枸杞结下了不解之缘，不仅如此，慈禧太后每晚必喝1小杯枸杞酒，为的是美容抗衰老，因为枸杞的红果、叶、枝和根都有强精效果，自古就被民间称为强精、回春的不老之药，其中以枸杞泡酒最为有名。

现代的运用

生活中，了解枸杞保健功能的人不是很多，其实枸杞中含有丰富的美白、抗氧化和抗衰老等有益的成分。比如：枸杞富含维生素 B_1、维生素 B_2、维生素 E、维生素 C。

维生素 C 美白大家并不陌生，而维生素 B_1、维生 B_2 可以补充我们每天流失的营养。维生素 E 则可有效减少色素沉淀，淡化色斑和黑色素，起到美白的功效。

其实枸杞的吃法有很多样，可以煮粥、泡茶、泡酒、煲汤，还可以当零食吃。一般超市中都卖干的枸杞子，以宁夏出产的质量最好，又红又大，当地人非常喜欢买来当零食，就像葡萄干一般随手拈来食用，味道很不错，没有尝试过这种吃法的美女可以试试哦，长期吃就会看到效果，这么简单的养颜方法千万不要错过。

枸杞的药用价值

枸杞味甘，性平，归肝经、肾经、肺经。具有养肝、滋肾、润肺的功效。主治肝肾亏虚，头晕目眩，目视不清，腰膝酸软，阳痿遗精，虚劳咳嗽，消渴引饮。

养颜秘方大升级

红枣枸杞茶

做法： 取枸杞一小把、红枣 3 ~ 4 枚，直接将两者放入杯中，以开水冲泡服用，或者用水煮沸后服用。经常饮用，可以让皮肤红润有光泽。如果火气很大的人，可以再加入 1 ~ 2 朵白菊花一起冲服。

功效：清热祛火，美肤。

银耳枸杞汤

做法： 枸杞 5 克、银耳 5 克，冰糖 1 大匙。将银耳洗净，用水泡发后去蒂，撕成小朵，然后放进锅内，用大火煮开后转小火熬煮约 20 分钟。接着放入枸杞，煮至熟软时加冰糖调味即可起锅。

功效：快速排除体内毒素，润肤美白。

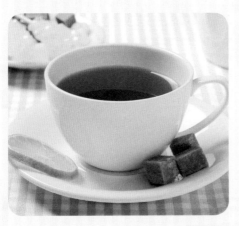
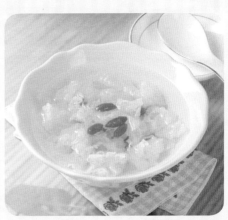

茯苓饼
——慈禧太后的美容圣品

慈禧太后特别爱吃"茯苓饼"，并常以此饼赏赐宫中的宠臣。因此，茯苓饼成为御膳名吃。茯苓饼是以茯苓细粉，配以精白面粉加工制成的一种糕点，味美爽口，且有较好的滋补作用。茯苓的功效十分多：健脾、安神、镇静、利尿，可以说是能全方位地增强人体的免疫能力，被誉为中药"四君八珍"之一。

古代养成方

茯苓被认为是美容上品，可以净面、养颜，祛除皮肤的黑斑和色素。《经验后方》中记载，食用茯苓"至百日肌体润泽，延年耐老，面若童颜"。历代道家、养生家都对茯苓情深意厚。《神农本草经》记载："久服安魂养神，不饥延年。"到了魏晋，服食茯苓求长生成

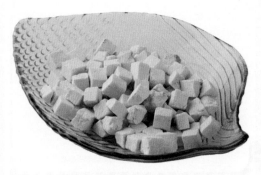

了社会风尚，当时的道教医家陶弘景辞官归隐后，梁武帝每天赐他茯苓五斤，白蜜二斤，供他服食。可见当时已把茯苓看作珍贵的延年益寿的神品。到了唐宋时代，这股风气愈演愈烈，宋代的大文豪苏东坡就是制作茯苓饼的行家。他在著作《东坡杂记》里记述了茯苓饼的制作方法和服食的好处。苏东坡一生坎坷，到六十岁时还能保持很好的记忆力和强健的体魄应该和他常年服食茯苓饼有一定的关系。

现代的运用

茯苓有多种食用方法，最简单的是把茯苓切块后煮着吃，或在煮粥的时候放进去。另外，可以把茯苓打成粉，在粥快好的时候放进去，这样人体更易吸收。下面附几则以茯苓为主药的驻颜美容古方及药膳，以飨广大养颜美容爱好者。

茯苓白术散：茯苓、白术、泽泻、猪苓各 120 克，桂心 200 克，共研成粉状，每日早晚各以白开水送服 10 克。此方出自于《外台秘要》，有乌发护发之功，对发白、脱发有良效。

茯苓白芷膏：茯苓、白芷各等份，研极细末，加入白蜜调匀。每晚取适量涂敷面部，晨起洗净。此方出自《百病丹方大全》，长期使用，可润泽肌肤，防老去皱，令面光悦，去黄褐斑、蝴蝶斑和雀斑。

茯苓的药用价值

茯苓性味甘淡平，入心、肺、脾经。具有渗湿利水，健脾和胃，宁心安神的功效。可治小便不利，水肿胀满，痰饮咳逆，呕逆、恶阻，泄泻，遗精，淋浊，惊悸，健忘等症。茯苓之利水，是通过健运脾肺功能而达到的，与其他直接渗湿利水的中药不同。

养颜秘方大升级

茯苓粥

做法：取茯苓 15 克，同粳米 50 克煮粥，每天 1 剂，清晨空腹服。

功效：可利水渗湿，健脾安神，具有较强的利尿作用，能增加尿中的钾、钠、氯等电解质的排出。

枸杞茯苓茶

做法：准备枸杞子 50 克，茯苓 100 克，红茶 100 克；将枸杞子与茯苓共研为粗末，每次取 5～10 克，加红茶 6 克，用开水冲泡 10 分钟即可。

功效：具有健脾益肾，利尿导淋的功效。

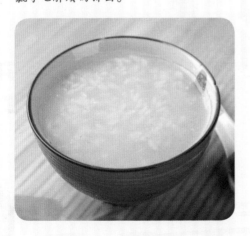

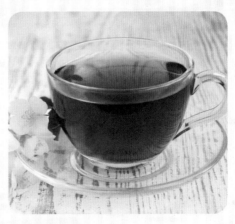

一天吃三枣，
终身不显老

凡是有枣糕店的地方总是不乏美女，其实枣糕原是清朝宫廷的御用糕点，曾有宫廷第一糕点之美称，流传至今，据记载约有200余年的历史。枣糕由红枣加入鸡蛋、蜂蜜、白糖等独特原料，秘制而成。具有减肥、防止脱发、养颜、通便等特殊功效，是难得的四季美颜养生佳品。

古代养成方

民间素有"一天三枣，终身不老"、"要使皮肤好，粥里加红枣"的说法，这是对枣的营养价值和美容功效的肯定。很多注重保养的美女即使在上班的时候也会在桌上放上一袋红枣，不忙的时候就吃上几个，工作养颜两不误，每天都神采奕奕、光彩照人。

枣对人体的保健作用，在《本草纲目》中早有记载："枣味甘，性温，能补中益气、养血生津。"常食大枣可治疗身体虚弱、消化不良、神经衰弱、脾胃不和、劳伤咳嗽、贫血消瘦，养肝防癌功能尤为突出。古籍中曾记载了一个病例：有个病人身体非常虚弱，吃不下饭，而且每天腹泻不止，请了很多医生，吃了很多补药都不见效，后来经一个和尚指点，每日按时喝红枣粥，几个月后病就好了。

现代的运用

红枣常拿来入药，其具体功用可分为以下几种：

健脾益胃

红枣和党参、白术同用，能补中益气、健脾胃，达到增进食欲、止泻的功效；红枣和生姜、半夏同用，可治疗饮食不慎引起的胃胀、呕吐等症状。

补气养血

红枣为补养佳品，食疗药膳中常加入红枣补养身体、滋润气血。中医认为平时多吃红枣、黄芪、枸杞，能提升身体的元气，增强免疫力。

养血安神

女性躁郁证、哭泣不安、心神不宁等，红枣和甘草、小麦同用，可起到养血安神、舒肝解郁的功效。

减少老人斑

红枣中所含的维生素 C 是一种活性很强的还原性抗氧化物质，参与体内的生理氧气还原过程，防止黑色素在体内慢性沉淀，可有效减少老年斑的产生。

养颜秘方大升级

红枣养颜粥

做法：取红枣十几个，洗净，切开去核。加糯米（小米）100 克，再加入适量清水，煮沸后改用小火煮成粥，不可加糖。

功效：能补养气血、美容养颜。

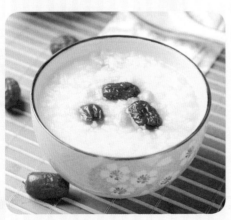

红枣茶

做法：将红枣与茶叶放入锅中，加入清水与红糖煮到红枣熟软；把茶叶过虑掉，饮煮好的茶汁即可。

功效：有效地帮助补血，强健脾胃。

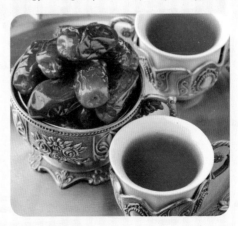

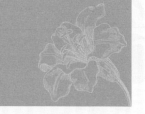

做一个水嫩的
"豌豆公主"

北京有一种有名的小吃——豌豆黄，按照习俗，农历三月初三都要吃豌豆黄。这豌豆黄原是民间普通民众的小吃，后来传入宫中。清代宫廷里的"细豌豆黄儿"就是御膳房根据民间豌豆黄儿改进而成的，据说慈禧非常喜欢吃。

古代养成方

关于豌豆黄与慈禧还有这样一个的故事：据说，有一天慈禧正坐在北海静心斋纳凉，忽听大街上传来吆喝声和敲打铜锣声，心里纳闷，并好奇地忙问那是干什么的，当值太监回禀慈禧是卖豌豆黄、芸豆卷的。慈禧一时兴起，传令将此人叫进园来，来人见了老佛爷急忙跪下，并双手捧着豌豆黄和芸豆卷敬请

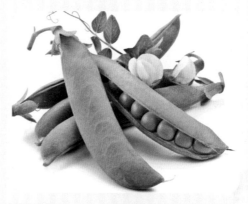

老佛爷赏光，慈禧尝罢，赞不绝口，并把此人留在宫中，专门为她做豌豆黄和芸豆卷。

豌豆黄的制作方法其实很简单，用沙锅将白豌豆熬烂，加适量去核的红枣、白砂糖搅拌，等水分渐干，即可成块出锅，晾凉后切成三角形即可。此食品的颜色橙黄，内嵌红枣，好看亦好吃。

现代的运用

豌豆黄最主要的原料豌豆是很好的美容佳品，研究发现，新鲜豌豆富含胡萝卜素、维生素C，具有清肠的作用，还可以使皮肤柔润光滑，能抑制黑色素的形成，有助于美容。另外，豌豆还有消肿、舒展皮肤的功能，能抚平眼睛周围的皱纹。

豌豆苗美白修复面膜：准备豌豆苗30克，牛奶3大匙。把豌豆苗洗净，放入榨

汁机中打成泥状，与牛奶一同倒入碗中，搅拌均匀，成稀薄适中的糊状后待用。使用前先用热毛巾洗脸后并敷脸片刻，然后取本面膜适量均匀地涂在脸部和颈部，15 分钟后用清水洗净即可。

功效：美白、防晒，适用于各种皮肤，特别是油性皮肤。

豌豆的药用价值

豌豆味甘、性平，归脾、胃经。具有益中气、止泻痢、调营卫、利小便、消痈肿、解乳石毒之功效。对脚气、痈肿、乳汁不通、脾胃不适、呃逆呕吐、心腹胀痛、口渴泄痢等病症，具有一定的食疗作用。

养颜秘方大升级

豌豆美容粥

做法：准备豌豆 100 克，绿豆 80 克。用温水浸泡豌豆、绿豆数日，然后用微火煮之作粥，直到豌豆糜烂如泥，可作早餐或随时食之。

功效：此粥具有理脾益气、祛湿利水、滋养皮肤的作用，还可用于妇女产后乳汁不下。

玉米炒豌豆

做法：新鲜玉米用刀将玉米粒切下，豌豆粒洗净备用；锅中水沸后，加少许油和盐，放入豌豆粒煮七八分钟，捞出备用。锅中油热后，放入葱花炒香，放入豌豆粒、玉米粒翻炒两分钟。

功效：具有和中下气，利水瘦身，养颜等功效。

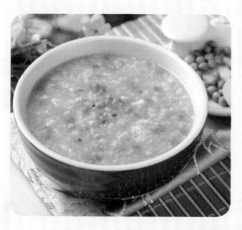

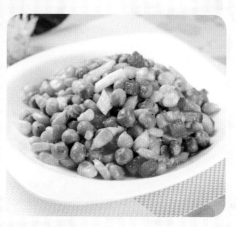

银耳的神奇功效,
被称为"平民燕窝"

银耳又称作白木耳、雪耳、银耳子等,属于真菌类银耳科银耳属,是门担子菌门真菌银耳的子实体,有"菌中之冠"的美称。

古代养成方

据说,匈奴的首领对吕雉皇后倾心已久,刘邦一死就立刻向她提亲。吕雉那时已经是好几个孩子的娘了,为何能红颜不衰?秘密就藏在这银耳里。据说吕后一生偏爱银耳,每天起床必吃一碗银耳羹作为早膳。一般来说,富含胶质物质的食物都有很好的美容功效,如银耳、燕窝、雪蛤、猪脚等。正因为如此,她才能把自己的肌肤保养得白皙细腻。喜欢用银耳美容的不仅只有吕后,慈禧也钟情于银耳,她每天早晨第一道美容养颜方就是熬一夜的银耳汤。

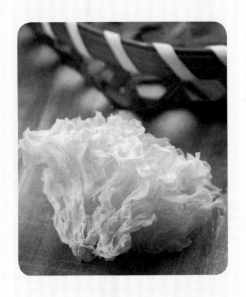

现代的运用

银耳含有多种营养成分,不仅能够补肾强体,而且银耳中含有一种类似于阿拉伯树胶的成分,有滋养皮肤角质层的作用,经常服食银耳,可使皮下组织丰满,令皮肤细腻具有弹性,实为护肤、美容之佳品。

建议大家每天在炒菜的时候泡些银耳,要做配菜就少加一点,菜色好看,营养还丰富,还可以加一些腰果、白果等,保证色香味俱全。这里再给美女们提个醒:去市场选购银耳时不要认为颜色越白越好,因为天然的或人工栽培的"银耳"并非纯白色,它的正常颜色应是淡黄色。一些加工者为了追求色白，常常用硫化物熏制，这对人体是有害处的。另外，如果你买的是干银耳，用水浸泡后最好一次性用完。如果需要储存，不要直接放到冰箱里冷冻，而应该用冷水泡上后，再放在冷藏室冷藏，也可放在阴凉的地方，注意常换水。还可滤去水分，使之风干再放置。

银耳的药用价值

银耳味甘、淡、性平、无毒，既有补脾开胃的功效，又有益气清肠、滋阴润肺的作用。既能增强人体免疫力，又可增强肿瘤患者对放、化疗的耐受力。银耳富有天然植物性胶质，外加其具有滋阴的作用，是可以长期服用的良好润肤食品。

养颜秘方大升级

银耳粥

做法： 银耳 25 克，白米 50 克，糖少许。银耳用水泡发，用手掰开，白米用水淘洗后煮成粥，粥煮至八成熟时加入银耳同煮至烂熟。作早餐食用。

功效：可滋阴润肺，止咳护肤。适用于肺燥咳嗽、肤裂、肌肤不润、面色姜黄等问题。

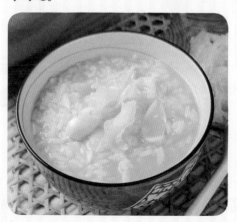

银耳莲子百合糖水

做法： 准备好银耳、莲子、百合、冰糖。将银耳和莲子洗净，用凉水泡一晚上。如果使用的是干百合的话，也需要泡一晚上。锅里加水后将银耳、莲子、百合放入，等水开后改用小火炖。大概一个小时后，放入冰糖，再煮 5 分钟即可。

功效：美容养颜，抗衰老。

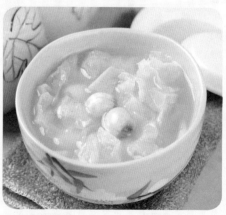

补水嫩肤，
丝滑美肤吹弹可破

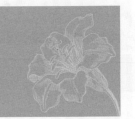

女人是水做的，对于女人来说，每天喝什么样的水、怎样喝水绝对关乎健康和美丽。慈禧太后就很讲究用水，据说她每天只喝有"天下第一泉"之称的北京香山玉泉山的泉水，她认为这才是养颜保健的圣水。

古代养成方

《冷庐杂识》记载，乾隆每次出巡，常喜欢带一只精制银斗，"精量各地泉水"，精心称重，按水的比重从轻到重，排出优次，秤北京玉泉山之水，斗重一两为最轻，定北京玉泉山水为"天下第一泉"，作为宫廷御用水。清代养生学家孟英先生认为："人可以一日无骨，不可以一日无水，水为食精。"所以，水是最好的养颜圣品，因为水的滋养，女人才能灵动有神，顾盼生辉，要想做水嫩美女就要学会给身体补水。

现代的运用

我们现在女孩虽然不能像古代皇宫贵族一样只饮玉泉山的水，但是用水来保养我们的皮肤也是必不可少的。一般来说，人体一天需要 2000 毫升的水，大概为八杯，喝水的时间要掌握好。每天起床后，空腹先喝一杯温水，最好是阴阳水，也就是前一天晚上的水再加一些新鲜的白开水，过一会儿再去吃早饭，这是第一杯水。中医讲究早咸晚甜，所以建议你喝第一杯水时，适当放点盐。第二杯水最好在早上 9 点到 10 点的时候喝，然后在午餐前半小时再喝第三杯水，这样有助于润肠通便。这是上午三杯水的喝法。下午这段时间怎么喝呢？你可以在 13 点到 14 点之间喝一杯水，15 点到 16 点之间喝一杯水，然后在晚饭前半小时再喝一杯水，这样是六杯水。晚上的时候，在 19 点到 20 点之间可以再喝一杯水，然后在睡前半小时再喝一杯蜂蜜水，这样一天八杯水就喝完了。其实在所有水中，凉开水是最好的选择，在喝的时候应该一口气将一整杯水喝完，大约 200 毫升～250 毫升，因为这样才可被身体真正吸收、利用。

有的人会说："我每天喝的水很多，为什么皮肤还是很干燥呢？"其实主要原因在于人的储水功能较弱、藏不住水，所以光喝水是不行的，还要将水的营养留住，这就需要多吃含胶原蛋白、黏多糖、卵磷脂、维生素、矿物质丰富的食物。例如：吃大白菜，喝蜂蜜茶，喝石榴汁都可以预防皮肤干燥，补水养颜。

吃大白菜能护肤养颜，预防皮干燥。大白菜中含有丰富的维生素 C、维生素 E，可以起到很好的护肤和养颜效果。大白菜含有丰富的粗纤维，不但能起到润肠、促进排毒的作用又刺激肠胃蠕动，促进大便排泄，帮助消化的功能。皮肤干燥就喝蜂蜜，蜂蜜的主要成份是葡萄糖和果糖，另外还含有氨基酸、蛋白质、维生素 A、维生素 C、维生素 D。尤其是冬季皮肤干燥，可用少许蜂蜜调和水后涂于皮肤，可防止干裂，可用蜂蜜代替防裂膏。皮肤干燥还可以多喝石榴汁。石榴汁是抗氧化果汁，并且效果持久。石榴汁含有多种氨基酸和微量元素，有助消化、抗胃溃疡、软化血管、降血脂和血糖，降低胆固醇等多种功能。

养颜秘方大升级

青瓜敷脸补水

做法： 取 1 条青瓜，切成薄片，然后放在水中浸泡 5 分钟，让青瓜充分吸收水分。然后把青瓜片敷在脸上 15 分钟后取下，用纸巾把脸擦干净，不要用水洗脸，否则会把刚补充的营养洗掉了。

海藻补水面膜

做法： 准备 1/3 勺天然海藻粉，1 勺甘油，适量矿泉水，将海藻粉倒在一个容器内，然后将甘油和矿泉水倒入容器与海藻粉搅拌均匀，用化妆棉或压缩面膜蘸取后敷于面部 15 分钟后，用温水洗净，1 周 2 ~ 3 次。

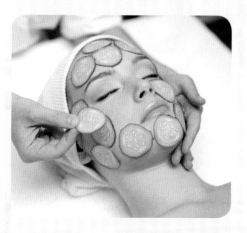

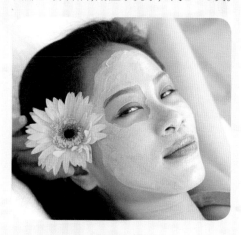

恋上金银花，
清热祛痘就找它

金银花，又名忍冬。"金银花"一名出自《本草纲目》，由于忍冬花初开为白色，后转为黄色，因此，得名金银花。药材金银花为忍冬科忍冬属植物忍冬及同属植物干燥花蕾或带初开的花。

古代养成方

金银花是慈禧太后保养肌肤、美容养颜的功臣，而且清代乾隆皇帝御用的宫廷秘方"延寿丹"也是以金银花为主的，可见，这小小的金银花可是古代宫廷美容秘方中不可或缺的重要原料。

养颜秘方大升级

金银花不仅能排毒祛火还能美容养颜，它最大的美容功效就是祛痘和收缩毛孔，下面这款面膜是专给有痘痘的女孩设计的，不妨做一下试试，记得要长期坚持哦。

金银花祛痘面膜

做法：菠萝 50 克，通心粉、金银花各半匙；将菠萝去皮，洗净，切小块，榨成汁后倒入面膜碗中；将通心粉、金银花研成粉末加入菠萝汁中，搅拌均匀即可。洁面后，将调好的金银花祛痘面膜均匀地敷在脸部及颈部的肌肤上，避开眼周、唇部肌肤，10 ~ 15 分钟后用温水洗净即可。每周可使用 1 ~ 2 次。经常使用此面膜不仅可预防青春痘，还可以帮助收缩粗大的毛孔。

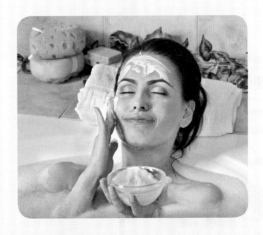

借力猕猴桃,
拥有雪莲般清透白皙面容

可不要小看这外形并不漂亮,全身还"毛毛糙糙"的小东西,它可是古代帝王嫔妃们的大爱之物呢,宫廷御膳中经常可以看到它的名字。现在,只要对美容养颜稍有研究的美女都会知道猕猴桃有很好的美白功效,她们不仅把猕猴桃当作水果来吃,还会用它来做菜。

古代养成方

据说,在2000多年前,黄山上生长着许多黄褐色、果皮上有许多棕色小点的野果,果肉里有密密麻麻的细小种子,果汁甜中带酸,黄山的猕猴很喜欢吃,故称"猕猴桃"。猕猴桃种子具有很强的生命力,会随猕猴的粪便到处传布,因而黄山漫山遍野都是猕猴桃牵藤挂蔓。李时珍在《本草纲目》中称:"其形如梨,其色如桃,而猕猴喜食,故有诸名。"猕猴桃一直享有"果中之王"的美誉。

养颜秘方大升级

吃猕猴桃能美容,而用它做面膜也是非常有效的美容方式。

猕猴桃美白果汁

做法:猕猴桃、苹果、薄荷叶洗净,猕猴桃削皮,切成四块,苹果不削皮,去核切块。薄荷叶放入果汁机打碎,再加入猕猴桃、苹果一起打成汁。搅拌均匀后,室温下饮用或依个人喜好冷藏后饮用。能使肌肤美白、润滑、有光泽。

猕猴桃汁美颜小妙招

做法:将猕猴桃去皮榨汁,然后涂抹脸部并进行按摩,对改善面部皮肤干燥、毛孔粗大有明显效果。

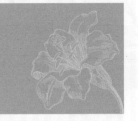

紧致肌肤，
离不开富含胶原蛋白的食物

　　女人除了生活中的护肤品以外，美容食物不失为一种护肤养颜的最佳选择，并且它对你的皮肤不会有任何伤害，只有吃进去的养颜才能使女人的美丽更持久。

古代养成方

　　在我国，用猪皮和猪蹄进行美容已经有上千年的历史了。张仲景在《伤寒杂病论》中就记载猪皮和猪蹄具有"和气血、润肌肤、可美容"的功效，慈禧太后喜食的菜肴就有烧猪肉皮，她的不老容颜想必也跟这个饮食习惯有一定关系。

　　炖好的猪皮、猪蹄吃起来都黏黏的，它们之所以能够紧肤美容，是因为其中含有的胶原蛋白，可以抗皱延缓衰老。其实，能够美容的不是只有猪皮、猪蹄而已，我们经常吃的食物中很多都能够紧致肌肤，让你看起来更年轻。

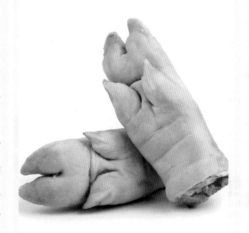

现代的运用

　　实践证明，经常吃鱼和肉，能使肌肉更加紧致，皮肤紧绷而富有弹性。所以姐妹们可以经常给自己熬点鱼皮冻、肉皮冻等。

　　另外，力荐给爱美女孩的是黑木耳，黑木耳是古时候宫廷中每日必备的营养品，含有丰富的植物胶质，对皮肤有滋润作用，能使其充满弹性、皱纹减少，可谓是女人的宠物。所以建议大家在平常炒菜的时候应将黑木耳列入您的菜单中。

猪蹄的药用价值

《名医别录》中认为猪蹄可下乳汁。《本草图经》认为其可行妇人乳脉，滑肌肤。汉代名医张仲景就有一个"猪肤方"，就指出猪蹄上的皮有"和血脉，润肌肤"的作用。猪蹄是人们喜欢食用的营养佳品。中医认为，猪蹄性平，味甘咸。具有补虚弱，填肾精，健采膝等功能。现代营养学研究表明，猪蹄中含有较多的蛋白质、脂肪和碳水化合物，并含有钙、磷、镁、铁等有益成分。它含有丰富的胶原蛋白质，对老年人病、神经衰弱病等有良好的治疗作用。

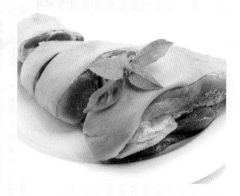

养颜秘方大升级

红烧猪蹄

做法： 猪蹄500克，酱油35克，料酒6克，白糖10克，葱、姜、桂皮适量。将处理好的猪蹄放入锅中，加入清水及白糖以外的配料，大火烧开之后微火炖3小时，加入白糖。待汤汁浓缩后即可出锅装盘。

功效：此款菜肴有通乳养颜之功。

猪蹄汤

做法： 准备猪蹄2只，无花果、盐、葱、姜、黄酒各适量。将猪蹄去毛，洗净，用刀划口，放入锅内，加入清水、盐、葱、姜、黄酒、无花果，用大火烧沸后，转用小火熬至熟烂，随量食用。

功效：治疗气血虚弱。

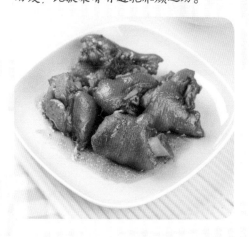

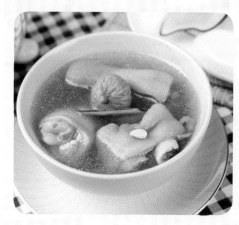

肌肤问题，
用玫瑰迎刃而解

玫瑰花既可沐浴也可护肤养颜，早在隋唐时期，就备受宫廷贵人的青睐。唐朝的杨贵妃保持肌肤柔嫩光泽的一大秘诀，就是在她沐浴的华清池内，长年浸泡着鲜嫩的玫瑰花蕾。

古代养成方

《红楼梦》中提到玫瑰露：五儿的娘将女儿从芳官处得来的玫瑰露分了一半送给她得热病的侄儿，家里人从井上取了凉水，和着给病人吃了一碗，她侄儿顿觉心中爽快，头目清凉。玫瑰露是由玫瑰制成的，玫瑰性甘味苦，有理气解郁、活血化瘀的功效。《食物本草》谓其"主利肺脾、益肝胆，食之芳香甘美，令人神爽"，既能活血散滞，又能解毒消肿，因而能消除因内分泌功能紊乱而引起的面部暗疮等问题。需要注意的是，玫瑰花最好不要与茶叶泡在一起喝，因为茶叶中有大量鞣酸，会影响玫瑰花舒肝解郁的功效。此外，由于玫瑰花活血化瘀的作用比较强，月经量过多的人在经期最好不要饮用。

现代的运用

玫瑰象征着爱情，几乎没有哪个女人不喜欢玫瑰。红红的玫瑰像极了恋爱中女人俏生生的脸，娇艳无比。玫瑰不仅给女人带来甜蜜的爱情，还能给女人带来美丽的容颜。可以说，玫瑰是所有天然花朵中最具护肤价值的，无论是玫瑰精油、玫瑰水、玫瑰花瓣都已大量为美容界所运用，几乎所有的肌肤问题都可以用玫瑰来解决。

玫瑰适用所有肤质，尤其是干燥、敏感、红肿和发炎皮肤。它的功效非常多：保湿、杀菌、净化、镇静、催情。下面介绍的三个功效则是它最擅长的：

1. 加强保湿，改善老化现象。玫瑰不仅有强壮和收缩微血管的效果，而且对皱纹等老化皮肤有极佳的回春作用。

2.安抚情绪，调节内分泌。对哀伤、沮丧、妒忌和憎恶的心情有提振作用，可舒缓神经紧张和压力，使人对自我产生积极正面的感受。

3.改善女性的生理循环系统。玫瑰绝对称得上是子宫的亲密朋友，不仅能缓解经前紧张，活化停滞的血液循环，而且能强化微血管功能，缓解痛经。

玫瑰的药用价值

玫瑰可以利气、行血，治风痹，解疲止痛。玫瑰花及全株都有收敛性，可用于妇女月经过多，赤白带下以及肠炎、下痢、肠红半截出血等。主治肝胃气痛，新久风痹，吐血咯血，月经不调，赤白带下，痢疾、乳痛，肿毒。长期服用，美容效果甚佳，能有效地清除自由基，消除色素沉着，令人唤发青春活力。

养颜秘方大升级

玫瑰花茶

做法：取 4～5 朵玫瑰花放入杯中，沸水泡一刻钟后饮用。

功效：此茶对雀斑有明显的消除作用，同时有养颜、消炎、润喉的功效。

茉莉玫瑰粥

做法：茉莉花与玫瑰花分别用冷水漂洗干净；粳米淘洗干净，浸泡半小时，然后与茉莉花和玫瑰花放入锅中，锅中加入冷水，用旺火煮沸。

功效：具有抗衰老保湿滋养功效。

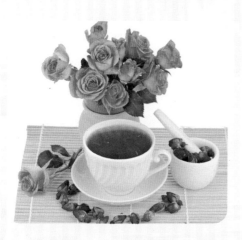

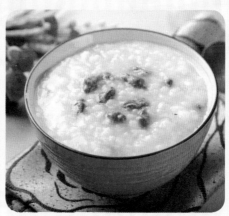

南瓜养颜，
营造美丽"气"氛

常吃南瓜，可使大便通畅、肌肤丰美。清代名臣张之洞就曾建议慈禧太后多食南瓜，慈禧太后也尝试了，的确能起到很好的作用。

古代养成方

有一年冬天，魏文帝皇后甄氏不幸感染风寒，病好之后就时常咳嗽不止。太医经过诊断后认为她是病后肺气虚弱，才导致咳嗽喘息，于是给她开列了一份益气养肺的食谱，其中就用到了南瓜。气虚是一个中医概念，它影响的不仅是健康，对于女人来说，它还会影响容颜，所以女人要美丽，肌肤要如盈水般柔嫩，就要懂得涵养身体里的气，营造充足的美丽"气"氛，平时多摄取一些补气的食物，南瓜就是很好的选择。

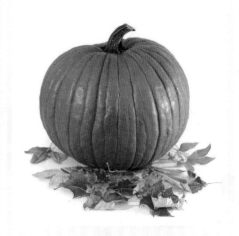

现代的运用

现代营养学研究认为，南瓜的营养成分较全，营养价值也较高。不仅含有丰富的糖类和淀粉，更含有丰富的营养素，例如：胡萝卜素、维生素 B_1、维生素 B_2、维生素 C、矿物质、人体必需的 8 种氨基酸和组氨酸、可溶性纤维、叶黄素和铁、锌等微量元素。这些物质不仅对维护机体的生理功能有重要作用，更有较强的补血作用。

另外，嫩南瓜维生素含量丰富，老南瓜中糖类及微量元素含量较高；南瓜嫩茎叶和花朵含丰富的维生素和纤维素，用来做菜别有风味；其种子——南瓜子还能食用或榨油；南瓜还含有大量的亚麻仁油酸、软脂酸、硬脂酸等甘油酸，均为优质油脂，可以预防血管硬化。因此，南瓜的各个部分不仅能食用，而且都有一定的药用价值。

南瓜的药用价值

南瓜是非常好的补气食品，《本草纲目》说它能"补中益气"。《医林纪要》记载它能"益心敛肺"。中医学认为南瓜性温，味甘，入脾、胃经。具有补中益气、消炎止痛、化痰止咳、解毒杀虫的功效。可用于气虚乏力、肋间神经痛、疟疾、痢疾、支气管哮喘、糖尿病等问题，还可驱蛔虫、治烫伤等。

养颜秘方大升级

百合南瓜粥

做法：准备南瓜 250 克，糯米 100 克，百合 50 克，冰糖、芝麻适量。糯米磨成粉末，百合洗净备用；将糯米粉和去皮切块的南瓜放入锅内，加水煮沸后慢火熬成糊状；然后加百合、适量的冰糖再煲一会儿即可。也可放入芝麻或其他碎果仁，口感更佳。

功效：可有效防止高血压和糖尿病。此外，南瓜中的脂肪含量较低，具有美容减肥的功效。

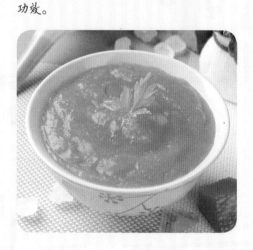

南瓜饼

做法：南瓜去皮，去心、籽后切成片状，放在笼内蒸熟；然后压干水分，加入白糖、面粉和匀，成圆饼形；粘上面包糠，放入油锅内炸制，待熟呈金黄色即可。

功效：酥软甜糯，香味醇厚，润肺健脾，镇咳化痰。适用于肺燥咳嗽、脓痰等症。

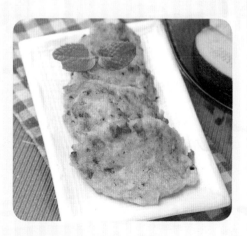

似绸之柔，
"手"护女人第二张脸

手是女人的第二张面孔，我们无法想象一个貌若天仙的美女有一双干瘪粗糙的手。所以，要想达到百分百美女的境界，只关注脸蛋是不行的，还要照顾到自己的手，让双手如玉之润，似绸之柔。

古代养成方

一个合格的美女一定要有一双细嫩柔美的手。在手的保养方面，慈禧太后是我们的榜样。每天早晨，宫女都要侍奉慈禧太后用热水泡手，泡手的热水要换三次，几十年如一日，慈禧太后的双手就是在这样的精心呵护和保养下保持着柔嫩和美丽的。养护双手，慈禧太后的热敷法固然不错，但是对我们来说偶尔做一下还可以，每天进行就不够现实。当然，我们还有更简单的办法，用羊奶或牛奶泡手。《本草纲目》中记载，羊乳可益五脏、补老损、养心肺、利皮肤；牛奶有"返老还童"之功效。

你还可以这样做：洗手擦干后浸入温热盐水中约5分钟，擦干后再浸入温热的橄榄油中，慢揉5分钟，再用洗手液洗净，接着再涂上榛子油或熟猪油，过10～12小时后，双手就会变得更加柔软细嫩。

养颜秘方大升级

忙碌的你不妨闲下来呵护一下自己的双手，让美丽光滑有弹性的手为自己的美丽加分。

DIY 养手膏

做法：半根黄瓜捣烂，加1个蛋黄搅匀，加入1汤匙橄榄油，涂在手上，戴上棉质手套，第二天早晨洗净，能令双手变得滑爽滋润。

DIY 手部按摩油

做法：取半杯橄榄油加几滴玫瑰精油，再加半汤匙蜂蜜和少量水调和，每天做手部按摩，能缓解手部粗糙干燥。

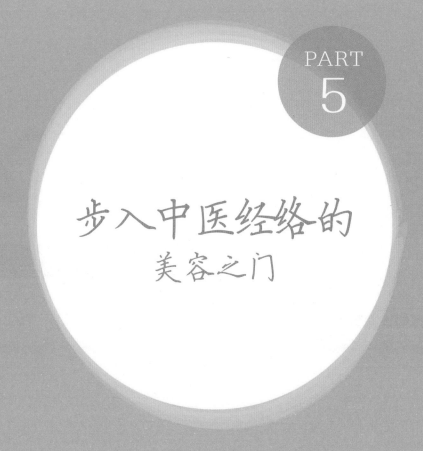

PART
5

步入中医经络的
美容之门

　　"爱美之心，人皆有之"。根据社会心理学研究证实，容貌会影响人们的评价，最先吸引人的不是品质，而是容貌。经络美容，可以说是介于生活美容和医学美容之间的一种特殊的有中医特色的美容方式。随着其进一步发展，它必然在美容领域中占有不可或缺的地位。

中医美容的特点

中医美容是以中国历史悠久的中医学为主，通过内服中草药，外用贴敷、推拿、按摩、针灸、食疗等方式，将容颜与脏腑、经络、气血等紧密连接，达到里应外合，使精气神充足饱满，自然能达到疏通经络、润肤美颜等功效。中医美容有以下特点：

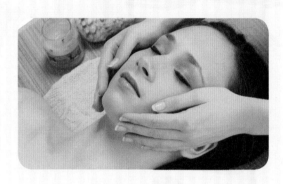

深厚的理论基础

中医美容理论基础同时包含了中医学基础及中国传统美容的基础。《内经》是中医学理论的源泉，中医美容的理论基础也是以此作为依据发展的。汉代的《神农本草经》、两晋的《本草经集注》、唐代的《新修本草》、宋代的《证类本草》及明代的《本草纲目》等记载着中药用于美容方面的完整内容。

整体观的辨证论治

中医的诊治注重整体，它将人体的五脏六腑与筋脉肉皮骨、目舌口鼻耳、爪面唇毛发、怒喜思悲恐、魂神意魄志、青赤黄白黑等有机地联系起来，形成一个完整且统一的人体，并把自然界的四时气候与人体联系起来，让人与大自然的变化紧密结合。

在此整体观的指导下，中医美容将一切会影响损容性疾病的根源与脏腑功能的紊乱、阴阳气血的失调、六淫致病因素的侵袭以及五志七情过极的影响，全都联系起来，并做整体的调节。

五色与疾病的关系

面部五色诊法便是从中医诊病方法望、闻、问、切四诊中，望诊里面的望面色演变而来。《医宗金鉴》曰："人以五藏化生色"。肝、心、脾、肺、肾，化生青、赤、黄、白、黑。当本脏发生病变或受它脏病变影响时，本脏色就会反映在面部，呈现出病色，面部病色的出现，不但是脏腑气血的外在表现，还可以根据五色的理论来了解疾病的演变。

心（脑）—红色： 心（脑）反映在面部颜色为赤红。反映心脑功能的位置有两处：将额头分为三等份，最上头的1/3为心脏。若此处出现痘痘或是颜色与正常肤色不一致时，有可能是短期精神压力过大，会有胸闷、烦躁不安、头痛、失眠等症状；第二处是鼻梁最低处，反映心脏的状况。若出现横沟、发红或是小毒疱等，有可能出现心律不齐、心肌缺血、冠心病、冠状动脉硬化等。若舌尖发红，也提示心脏功能下降。面色红赤并有发热，多属实热，如面红兼高热、烦躁、谵语则为实壅结于里的实热证。两颧潮红、行体消瘦者，多为阴虚血热证。

肝（胆）—青色： 肝（胆）属免疫系统，面部颜色为青色。怒伤肝，易发火的人，最容易伤肝。肝的反映点有如下三处。第一处在鼻梁，若鼻梁有斑、点、痘，说明肝脏功能下降；发青则说明肝脏功能严重低下；第二处在太阳穴，也说明肝脏功能低下，症状如挤眼、泪眼等；第三处是与肝脏相表里的胆区，位在鼻梁两侧斜坡处，如胆囊炎、胆结石等，实属肝脏解毒功能低下引起的。青色主寒证，瘀血或凉风症。面色青晦，多属寒证痛证；气郁（肝部气带），面色苍白带青，多为阴寒内盛或里寒腹痛；面色青灰、口唇青紫，则为心血瘀阻。

脾（胃）—黄色： 脾胃属消化系统，面部颜色发黄。脾为后天之本。此说明长期思虑过度，会引起食欲不振，气血生化不良。脾的反映点在鼻尖，此处若出现毒疱、色块，说明脾脏功能下降，会引起脾虚，脾脏功能失调，也会导致胃功能下降，胃功能一旦下降，五脏也会跟着受到牵连，因为"胃为五脏之母"。黄色主湿证、虚证。面色淡黄、憔悴无华则为萎黄，属脾胃虚弱或气血不足，面黄如橘色为阳黄，多属湿热，黄而晦暗如烟熏为阴黄，多为寒湿或久瘀不化的表现。

肺（鼻、咽喉、气管、支气管）—白色： 肺以及上呼吸道有问题时，面部为白色。额头下 2/3 区域为肺部（含上呼吸道）的反射区。若此处出现毒疙瘩、痘痣、颜色不一时，说明呼吸系统下降或出现病症，依据五行的关系，肺与大肠相表里。所以，大肠的病变也会在此处显现出来。若在额头正中位置长瘊子，说明先天性肺功能不好。面色苍白多属虚寒。如面色白虚浮，多为阳气虚弱。面色淡白而干瘦者，多为血枯精亏。面色白，虚胖，指甲、口唇色淡，多属气虚、血虚。

大肠主排泄。肺与大肠相表里，肺主气。若肺功能不好，影响气血循环，使大肠功能紊乱，造成大便干结或不成形稀溏等。大肠的反映位置在外眼角，经颧骨往下，至鼻尖齐，形成一个 "U" 字形，为大肠的反射区。这个区域容易出现斑块、痘、血筋外露等。若女性经常出现面部潮红，属于肠道排泄不畅；若血筋外露则有两种可能性：一为肝功能不好，二为大肠有问题。

肾（膀胱）—黑色： 肾（膀胱）属于泌尿系统，面部颜色发黑。肾为先天之本，人衰老先从肾脏开始。其反映部位有耳、眼圈、面颊、骨骼、下颌。肾主骨，开窍于耳，耳鸣属肾虚或肾亏（男为肾虚，女为肾亏）。眼圈出现紫黑色，面颊出现黑色斑或面部发黑等，都是肾功能衰老的迹象，若更严重会导致骨骼

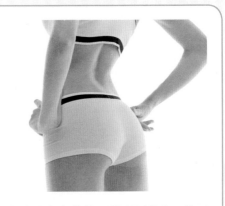

的疾病，如关节炎、类风湿等。下颌若出现小坑或毒疙瘩等，说明腰酸痛、体无力等现象（女性生理期前后也会出现相同的症状）。膀胱的反映点在人中穴，若此处出现痘痘或毒疱，说明膀胱或尿道炎，男性还包括前列腺的问题。

黑色主肾虚、水液停滞或痰湿内阻、瘀血症。颜面黧黑，多为肾阳虚衰、阴寒凝滞或由肾阴亏虚、虚火上炎、灼伤经络所致。面黑带黄多为水饮内蓄。面黑干枯者为久病肾精耗损。面色黑带晦暗，皮肤粗糙，多为瘀血内阻。

生殖系统反映的位置在口唇四周。女性若经常口角溃烂，则属卵巢炎症、附件炎症。下口唇出现白斑、黄斑或颜色异常，属白带或黄带过多。口唇周围若出现腐烂，有可能是盆腔炎。若唇色发白多为贫血或经血过少。若唇色过红或发紫，经血颜色过重或过多，生理周期时间不稳定。

中药与经络美容

中药在经络美容中的应用

十二经用药：

王好古《汤液本草》载有李东垣关于各经用药的记载，这可看成是药物归经的简表。

1 肺经：南星、款冬花、升麻、桔梗、檀香、山药、粳米、白茯苓、五味子、天冬、阿胶、麦冬、桑白皮、杏仁、葱白、麻黄、丁香、益智、白豆蔻、知母、栀子、黄芩、石膏。

2 脾经：代赭石、赤茯苓、麻仁、甘草、半夏、益智、黄芪、苍术、白术、胶饴、草豆蔻、吴茱萸、防风、当归。

3 大肠经：升麻、白芷、麻仁、秦艽、薤白、白石脂、肉豆蔻、石膏。

4 胃经：半夏、苍术、升麻、白芷、葱白、知母、白术、神曲、葛根、乌药、丁香、草豆蔻、缩砂、防风、石膏。

5 三焦经：川芎、柴胡、青皮、白术、熟地黄、黄芪、地骨皮、石膏、细辛、附子。

6 胆经：半夏、龙胆草、柴胡。

7 心包经：沙参、白术、柴胡、熟地黄、牡丹皮、败酱草。

8 肝经：青皮、羌活、吴茱萸、白术、山茱萸、代赭石、紫石英、当归、甘草、龙胆草、阿胶、瞿麦、桃仁。

9 小肠经：白术、生地黄、赤茯苓、羌活、赤石脂。

10 膀胱经：泽泻、桂枝、黄柏、羌活、麻黄、蔓荆子、滑石、茵陈、白茯苓、猪苓。

11 心经：麻黄、桂心、当归、生地黄、黄连、代赭石、紫石英、栀子、独活、赤茯苓。

12 肾经：知母、黄柏、地骨皮、阿胶、猪肤、牡丹皮、玄参、败酱草、牡蛎、山茱萸、天冬、猪苓。

奇经八脉用药：

奇经八脉与肝肾的联系甚为密切，临床用药常常结合这方面来考虑。清代《得配本草》一书详载药物归经内容，并编集有关奇经的用药，录之如下，以供参考。

1 督脉：附子、苍耳子、细辛、羊脊骨、鹿角霜、鹿角胶、藁本、枸杞子、肉桂、鹿衔草、黄芪。

2 任脉、冲脉：龟甲、王不留行、巴戟天、香附、川芎、鳖甲、木香、当归、白术、槟榔、苍术、吴茱萸、枸杞子、丹参、甘草、鹿衔草。

3 带脉：当归、白芍、续断、龙骨、艾叶、升麻、五味子。

4 阴阳跷脉：肉桂、防己、穿山甲（代）、虎骨（代）。

5 阳维、阴维脉：桂枝、白芍、黄芪、当归、川芎。

常用的美容中药

给大家介绍的美容中药以补益药为主。具有补充人体营养物质和增强功能的药物，称为补益药，亦称补虚药或补养药。补益药根据其作用和范围的不同分为补气药、补阳药、补血药、补阴药。因为补益药于中医美容临床运用较多，尤多被用于美容保健，如驻颜、防皱、润面、明目、乌发、生发等，内服外用无不选用补益药。补益药一般副作用较少，可以长久服用或者外用，在《本草经》中多列入上品。

黄芪： 味甘，性温。归脾、肺经。具有补气升阳、益卫固表、托毒生肌、利水退肿等功效。容颜无华，面色萎黄的人，多与气血两虚有关，用黄芪补气，"气旺可生血"，可使血虚得到纠正，加上黄芪有改善皮肤血液循环的作用，面色会逐渐红润，恢复面容的自然美。

山药： 山药性味甘平，入肺、脾、肾三经，具有补中益气，健脾和胃，益肺止泻，补肾固精，润肤悦色等功效。山药为补益肺脾的要药。肺主皮毛，其华在毛，脾主肌肉，其华在唇。山药补益肺气，肺气充足，皮肤与毛发便可得到肺气的滋养，皮肤便会变得润泽白皙光滑，毛发则会油润而乌黑。

灵芝： 早在《神农本草经》中便有灵芝能"益气血，补中，增智慧"的记载。灵芝可以补益强壮，延年益寿，益阴养肺，补益肝肾，养心安神，补益脾胃。久服灵芝，可使皮肤得到滋养，使肌肤细腻滑润。

枸杞子： 枸杞子古代称为天精、地仙，又有"却老"的别名，顾名思义，它有延缓衰老的作用。枸杞子是滋补肝肾，补血明目要药，可治疗肝肾虚损，精血不足所引起的头晕目花、视力减退、耳鸣、腰膝酸软、遗精等病症。

刮痧美容原理与效果

刮痧疗法历史悠久，源远流长。较早记载这一疗法的是元代医家危亦林在公元1337年撰成的《世医得效方》。明代医学家张凤逵的《伤暑全书》中，对于痧症这个病的病因、病机、症状都有具体的描述。他认为，毒邪由皮毛而入时，就可以阻塞人体的脉络，阻塞气血，使气血流通不畅；毒邪由口鼻吸入的时候，就阻塞络脉，使络脉的气血不通。

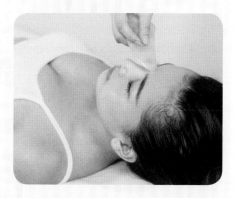

这些毒邪越深，郁积越厉害，那么它就越剧烈，此时，就必须用刮痧放血的办法来治疗。

运用刮痧疗法，将刮痧器皿在表皮经络穴位上进行刮治，直到刮出皮下出血凝结成像米粒样的红点为止，通过发汗使汗孔张开，痧毒随即排出体外，从而达到治愈的目的。刮痧的原理是根据中医十二经脉及奇经八脉，遵循"急则治其标"的原则，运用手法强刺激经络，使局部皮肤发红充血出现红色、紫红色或暗青色的类似"沙"样的斑点，从而起到醒神救厥、解毒祛邪、清热解表、行气止痛、健脾和胃的效用，人们逐渐将这种疗法称为"刮痧疗法"。

刮痧美容的原理

面部刮痧美容法，是根据刮痧治病的原理衍生出来的。人体面部有8条经脉循行，经常刮拭面部皮肤，刺激经络穴位，可以调节相应脏腑，行气活血。刮拭面部皮肤，直接刺激表皮神经末梢，增强其传导功能，使面部经络穴位因刮拭刺激而血脉通畅，达到行气活血疏通毛孔纹理，排出痧气，调整面部生物信息，平衡阴阳的目的。同时，面部经络穴位受刮拭刺激而产生热效反应，使面部血流量增加，改善皮肤微循环，使其得到充足的氧气和各种营养素的补充，细胞活化了，真皮中的弹性细胞、纤维细胞再生能力增强了，细胞激活促使代谢产物交换排出，则肌肉丰富而有弹性，最终达到排毒养颜、舒缓皱纹、活血除疮、抗氧嫩白、行气消斑、保肤健美的功效。

刮痧虽然出血，但血管没有被破坏，只是挤压将细胞间的缝隙加大，将血管内的瘀血、病变、毒素由血管内向血管外排出，出血很少，痧色会因病变部位、病情轻重不同而各异，出痧后原有的疼痛减轻或消失，停止刮拭后血管壁很快恢复正常。刮痧时各部位所出现的"痧"是渗出于血脉之外，存在于组织之间、皮肤之下的离经之血。

痧的特征

中医的"痧症"是以症状而起的名字，是指刮痧后痧痕明显的病症。刮痧后，皮肤很快会出现一条条痧痕和累累细沙粒（出血点），并且存留的时间较长，这是它的特征之一。痧症多胀。所谓胀，就是痧症多有头昏脑胀，胸部闷胀，腹部痛胀，全身酸胀等。

刮痧的作用

促进代谢排出毒素

人体时时刻刻都不停地进行着新陈代谢的活动，代谢过程中产生的废物要及时排泄出去才能够有健康的身体。刮痧能够及时地将体内代谢的"垃圾"刮拭到体表，沉积到皮下的毛孔，使体内的血流畅通，恢复自然的代谢活力。

舒筋通络

刮痧能够舒筋通络、消除疼痛病灶；解除肌紧张，在明显减轻疼痛症状的同时，也有利于病灶的恢复。

调整阴阳

中医十分强调机体阴阳关系的平衡。刮痧对人体功能有双向调节作用，可以改善和调整脏腑功能，使其恢复平衡。

刮痧禁忌及注意事项

1 刮痧后会使汗孔扩张，半小时内不要冲冷水澡，可洗热水澡。

2 妇女妊娠、经期以及腹、腰、骶部位禁刮。

3 皮肤有感染疮疖、溃疡、瘢痕或有肿瘤的部位禁刮。

4 下肢静脉曲张，宜由下而上补刮。

5 血小板低下者（容易出血）、病危的人要谨慎刮拭，补刮为宜。

6 尽量避风，防止空调、电风扇、对流风吹刮痧部位。

7 不要使用其他的代用品刮痧（例如：铜钱、塑料品、瓷器、红花油、好得快等）。

8 怕痛的人采用无痛刮痧法进行刮痧，或先泡热水澡或热敷再刮痧，以减少疼痛。

9 单纯以发热为主的感冒、重症中暑都不可随意刮痧，刮痧也并非越痛越黑越有效。

艾灸，常驻家中的美容师

《医学入门》中说道，"凡病药之不及，针之不到，必须灸之"。说明灸法可以弥补针刺之不足。

艾灸的分类

（1）直接灸：是将大小适宜的艾炷，直接放在皮肤上施灸。若施灸时需要将皮肤烧伤化脓，愈后留有瘢痕者，称为瘢痕灸。若不使皮肤烧伤化脓，不留瘢痕者，称为无瘢痕灸。

瘢痕灸：又名化脓灸。施灸时先将所灸腧穴部位，涂以少量的大蒜汁，以增加粘附和刺激作用，然后将大小适宜的艾炷置于腧穴上，用火点燃艾炷施灸。每壮艾炷必须燃尽，除去灰烬后，方可继续易炷再灸，待规定壮数灸完为止。施灸时由于烧灼皮肤，因此会产生剧痛，此时可用手在施灸腧穴周围轻轻拍打，借以缓解疼痛。在正常情况下，灸后1周左右，施灸部位化脓形成灸疮，5～6周后灸疮自行痊愈，结痂脱落后而留下瘢痕。

无瘢痕灸：施灸时先在所灸腧穴部位涂以少量的凡士林，以使艾炷便于黏附，然后将大小适宜的艾炷，置于腧穴上点燃施灸，当灸柱燃剩2/5或1/4而患者感到微有灼痛时，即可易炷再灸。若用麦粒大的艾炷施灸，当患者感到有灼痛时，医者可用镊子柄将艾炷熄灭，然后继续易位再灸，按规定壮数灸完为止。一般应灸至局部皮肤红晕而不起疱为度。因其皮肤无灼伤，故灸后不化脓，不留瘢痕。

（2）间接灸：是用药物将艾炷与施灸腧穴部位的皮肤隔开，进行施灸的方法，例如：隔姜灸、隔盐灸等。

隔姜灸：用鲜姜切成直径2cm～3cm、厚0.2cm～0.3cm的薄片，中间以针刺数孔，然后将姜片置于应灸的腧穴部位或患处，再将艾炷放在姜片上点燃施灸。当艾炷燃尽，再易炷施灸。灸完所规定的壮数，以使皮肤红润而不起疱为度。常用于因寒邪侵袭的呕吐、腹痛、腹泻及风寒痹痛等。

隔蒜灸：用鲜大蒜头，切成厚0.2cm～0.3cm的薄片，中间以针刺数孔，然后置于应灸腧穴或患处，然后将艾炷放在蒜片上，点燃施灸。待艾炷燃尽，易炷再灸，直至灸完规定的壮数。此法多用于治疗瘰疬、肺结核及初起的肿疡等症。

隔盐灸：用纯净的食盐填敷于脐部，或于盐上再置一薄姜片，上置大艾炷施灸。

多用于治疗伤寒阴证或吐泻并作、中风脱证等。

隔附子饼灸：将附子研成粉末，用酒调和做成直径约 3cm、厚约 0.8cm 的附子饼，中间以针刺数孔，放在应灸腧穴或患处，上面再放艾炷施灸，直到灸完所规定壮数为止。多用治疗命门火衰而致的阳痿、早泄或疮疡久溃不敛等症。

（3）艾条灸

艾条灸：取纯净细软的艾绒 24 克，平铺在 26cm 长、20cm 宽的细草纸上，将其卷成直径约 1.5cm 圆柱形的艾卷，要求卷紧，外裹以质地柔软疏松而又坚韧的桑皮纸，用胶水或浆糊封口而成。也有每条艾绒中渗入肉桂、干姜、丁香、独活、细辛、白芷、雄黄（代）各等份的细末，则成为药条。施灸的方法分温和灸和雀啄灸。

温和灸：施灸时将艾条的一端点燃，对准应灸的腧穴部位或患处，距皮肤 2cm ~ 3cm，进行熏烤。熏烤使患者局部有温热感而无灼痛为宜，一般每处灸 5cm ~ 7 分钟，至皮肤红晕为度。对于昏厥、局部知觉迟钝的患者，医者可将中、示二指分开，置于施灸部位的两侧，这样可以通过医者手指的感觉来测知患者局部的受热程度，以便随时调节施灸的距离和防止烫伤。

雀啄灸：施灸时，将艾条点燃的一端与施灸部位的皮肤并不固定在一定距离，而是像鸟雀啄食一样，一上一下活动地施灸。另外也可均匀地上、下或向左右方向移动或做反复地旋转施灸。

（4）温针灸：
是针刺与艾灸结合应用的一种方法，适用于既需要留针而又适宜用艾灸的病症。操作时，将针刺入腧穴得气后，并给予适当补泻手法而留针，继将纯净细软的艾叶（艾绒）捏在针尾上，或用艾条一段长约 2cm，插在针柄上，点燃施灸。待艾叶（艾绒）或艾条烧完后，除去灰烬，取出针。

（5）温灸器灸：
是用金属特制的一种圆筒灸具，故又称温筒。其筒底有尖有平，筒内套有小筒，小筒四周有孔。施灸时，将艾叶（艾绒）或加掺药物，装入温灸器的小筒，点燃后，将温灸器之盖扣好，即可置于腧穴或应灸部位进行熨灸，直到所灸部位的皮肤红润为度。

> **注意事项**
>
> 施灸前要与患者讲清灸治的方法及疗程，尤其是瘢痕灸，一定要取得患者的同意与合作。瘢痕灸后，局部要保持清洁，必要时要贴敷料，每天换药 1 次，直至结痂为止。在施灸前，要将所选穴位用温水或酒精棉球擦洗干净，灸后注意保持局部皮肤适当温度，防止受凉，影响疗效。

常见美容中药及妙方

各类中药对美容的作用

在中医美容方面，不管是内服外敷，最重要的莫过于中药材的运用。每种药材的性能及功效各有不同，辨证取材才能使中药的特性充分发挥，得到最好的疗效。

1. 解表： 病邪在表会使皮肤出现瘙痒、黄褐斑、白癜风等病症，而解表药，则能使表邪外散，且同时还具有润肤、祛斑及美白的作用。

2. 祛湿燥湿： 湿热会使面部出现痤疮、粉刺、色斑以及各种疣，祛湿药能使人体蓄积的水湿从小便排出，故对肥胖、粉刺、痤疮、脱发等症均有治疗作用。

3. 清热泻火： 内火旺盛会引起痤疮、白癜风等皮肤病，清热泻火类药物味多苦寒或甘寒，其清热功效甚强。

4. 理气药： 理气药能够行散气滞、疏理肝气、顺气降逆、调理脏腑，故对黄褐斑、粉刺、水肿等损美性疾病均有调理作用。

5. 补气药： 补气药能补益人体脏器，纠正人体脏气虚衰，改善毛发干枯、皮肤无光、皱纹增多等现象。

6. 化瘀药： 痰的蓄积会导致人体出现色斑、痤疮等损美性疾病。而化痰药则能通过消痰来祛除皮肤表面的一些问题。

7. 温里药： 温里类药物味辛性温热，辛可散行、温能通，行走脏腑而温里祛寒，温通经络，可治疗因里寒所致的皮肤无华、干燥粗糙等现象。

8. 养血药： 补血类药物甘温质润，主入心、肝，适用于一切血虚证。血虚会引起面色萎黄、口唇苍白、精神萎靡、皱纹增加等现象。

9. 滋阴药： 阴虚会引起皮肤干燥粗糙、毛发干枯、手足皲裂等现象，服用滋阴药可作为改善的方法。

解表药

白芷

性味归经： 辛，温。归肺、胃、大肠经。

功效主治： 解表散寒、祛风止痛、燥湿止带、消肿排脓。

美颜作用： 祛风润肤、美白驻颜。

养颜小秘方：

白芷汤：白芷9克，将其放入锅中，加适量清水煎煮30分钟，取之服用。每日1剂，分2次温服。本方具有美容养颜、祛风止痛的作用，适宜皮肤老化、粗糙无光泽者服用。

防风

性味归经： 辛、甘，微温。归膀胱、肝、脾经。

功效主治： 解痉止痛、祛风解表。

美颜作用： 消斑护肤、润肤祛风。

养颜小秘方：

防风煎：防风9克，将其放入锅中，加水煎煮30分钟，取汁服用。每日1剂，分2次温服。本方具有滋润肌肤的作用，经常服用可保养皮肤。

藁本

性味归经： 辛，温。归膀胱经。

功效主治： 祛风散寒、祛湿止痛。

美颜作用： 润肤美容、增白去黑。

养颜小秘方：

藁本汤：藁本9克，将其放入锅中，加入适量清水煎煮20分钟，取汁服用。每日1剂，分2次温服。本方能润肤增白。

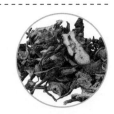

祛湿燥湿

草豆蔻

性味归经：辛，温。归脾、胃经。

功效主治：燥湿行气、温中止呕。

美颜作用：香口除臭、温中导滞。

养颜小秘方：

豆蔻煎：草豆蔻6克，将其放入锅中，加入适量清水煎煮20分钟，取汁服用。每日1剂，分2次温服。本方能香口祛臭。

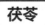
藿香

性味归经：辛，微温。归脾、肺、胃经。

功效主治：化湿解暑、止吐。

养颜作用：芳香化湿、香体润肤。

养颜小秘方：

藿香汤：藿香10克，将其放入锅中，加入适量清水煎煮20分钟，取汁服用。每日1剂，分2次温服。本方具有滋润肌肤、芳香身体的作用。

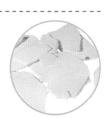
茯苓

性味归经：甘、淡，平。归心、脾、肾经。

功效主治：利水燥湿、健脾消肿、安神宁心。

养颜作用：安神健脾、美白养颜、润肺生发。

养颜小秘方：

茯苓煎：茯苓15克，将其放入锅中，加入适量清水煎煮30分钟，取汁服用。每日1剂，分2次温服。本方具有利水排毒、生发的作用。适宜面色苍白、脱发者服用。

清热泻火

栀子

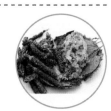

性味归经：苦、寒。归心、肺、三焦经。

功效主治：清热解毒、泻火除烦、凉血利湿。

养颜作用：消斑疗疮、护发养发。

养颜小秘方：

栀子煎：栀子 10 克，将其放入锅中，加入适量清水煎煮 30 分钟，取汁服用。本方能祛黄褐斑、平痤疮。

夏枯草

性味归经：辛、苦，寒。归肝、胆经。

功效主治：清热祛火、消肿散结、明目泻火。

养颜作用：减肥降脂、润面疗疮。

养颜小秘方：

夏枯草煎：夏枯草 15 克，将其放入锅中，加入适量清水煎煮 30 分钟，取汁服用。本方能减肥瘦身。

决明子

性味归经：甘、苦、咸，微寒。归大肠、肝经。

功效主治：清热解毒、润肠通便、明目。

养颜作用：减肥通便、明目润肤。

养颜小秘方：

决明子煎：决明子 15 克，将其放入锅中，加入适量清水煎煮 30 分钟，取汁服用。本方能减肥、润肤。

理气药

香附

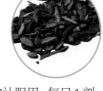

性味归经： 辛、甘，微苦。归肝、三焦经。

功效主治： 疏肝理气、健胃消食、调经止痛。

养颜作用： 驻颜悦色、化斑美白、香口除臭、白牙固齿。

养颜小秘方：

香附煎：香附9克，将其放入锅中，加入适量清水煎煮20分钟，取汁服用。每日1剂，分2次温服。本方能美白祛斑、延缓衰老。

陈皮

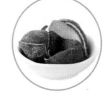

性味归经： 辛、苦，温。归脾、肺经。

功效主治： 燥湿健脾、化痰理气。

美容作用： 健脾瘦身、香体润肤。

养颜小秘方：

陈皮煎：陈皮9克，将其放入锅中，加入适量清水煎煮30分钟，取汁服用。每日1剂，分2次温服。本方能减肥瘦身。

玫瑰花

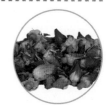

性味归经： 甘，微苦，温。归肝、脾经。

功效主治： 疏肝解郁、活血止痛。

养颜作用： 滋润皮肤、红润容颜。

养颜小秘方：

玫瑰花煎：玫瑰花6克，将其放入锅中，加入适量清水煎煮15分钟，取汁服用。每日1剂，分2次温服。本方能保护皮肤、红润面部。

补气药

人参

性味归经：甘，微苦，平。归心、肺、脾经。

功效主治：大补元气、健脾益肺、安神增智。

养颜作用：悦容养颜、祛斑祛皱。

养颜小秘方：

独参汤：人参9克，将其放入锅中，加入适量清水煎煮30分钟，取汁服用。每日1剂，分2次温服。本方具有滋补身体，祛皱驻颜的功效，长期服用可延缓皮肤老化。

党参

性味归经：甘，平。归脾、肺经。

功效主治：健脾益肺、补血生津。

养颜作用：补益中气、润肤养血、延缓衰老。

养颜小秘方：

党参饮：党参20克，将其放入锅中，加入适量清水煎煮30分钟，取汁服用。每日1剂，分2次温服。本方能延缓衰老，红润肌肤。

黄芪

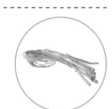

性味归经：甘，微温。归肺、脾经。

功效主治：健脾调中、升阳举陷、益卫固表、托毒生肌、利尿。

养颜作用：美白肌肤、消肿美体。

养颜小秘方：

黄芪煎：黄芪20克，将其放入锅中，加入适量清水煎煮30分钟，取汁服用。每日1剂，分2次温服。本方具有美白养颜、延缓衰老的作用。

化瘀药

白附子

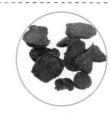

性味归经： 辛、甘，温，有毒。归肝、胃经。

功效主治： 祛风止痒、引药上行。

养颜作用： 增白皮肤、消除瘢痕。

养颜小秘方：

白附子煎：白附子6克，将其放入锅中，加入适量清水煎煮30分钟，取汁服用。每日1剂，分2次温服。本方可令皮肤白皙，富有光泽。

肉桂

性味归经： 辛、甘，大热。归心、脾、肾、肝经。

功效主治： 补火助阳、散寒止痛、温通经脉、引火归原。

养颜作用： 润色养颜、美白除皱。

养颜小秘方：

肉桂汤：肉桂5克，将其放入锅中，加入适量清水煎煮30分钟，取汁服用。每日1剂，分2次温服。本方能润肤驻颜。

丁香

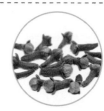

性味归经： 辛、温。归脾、胃、肺、肾经。

功效主治： 温中降逆、散寒止痛、温肾壮阳。

养颜作用： 芳香除臭、祛斑润肤。

养颜小秘方：

丁香煎：丁香3克，将其放入锅中，加入适量清水煎煮30分钟，取汁服用。每日1剂，分2次温服。本方具有保护皮肤、香体除臭的作用。

温里药

肉桂

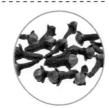

性味归经：辛、甘，大热。归心、脾、肾、肝经。

功效主治：补火助阳、散寒止痛、温通经脉、引火归原。

养颜作用：润色养颜、美白除皱。

养颜小秘方：

肉桂汤：肉桂5克，将其放入锅中，加入适量清水煎煮30分钟，取汁服用。每日1剂，分2次温服。本方能润肤驻颜。

丁香

性味归经：辛、温。归脾、胃、肺、肾经。

功效主治：温中降逆、散寒止痛、温肾壮阳。

养颜作用：芳香除臭、祛斑润肤。

养颜小秘方：

丁香煎：丁香3克，将其放入锅中，加入适量清水煎煮30分钟，取汁服用。每日1剂，分2次温服。本方具有保护皮肤、香体除臭的作用。

白附子

性味归经：辛、甘，温，有毒。归肝、胃经。

功效主治：祛风止痒，引药上行。

养颜作用：增白皮肤、消除瘢痕。

养颜小秘方：

白附子煎：白附子6克，将其放入锅中，加入适量清水煎煮30分钟，取汁服用。每日1剂，分2次温服。本方可令皮肤白皙，富有光泽。

养血药

何首乌

性味归经：苦、甘、涩，微温。归肝、肾经。

功效主治：补益经血、解毒截疟、润肠通便。

养颜作用：红润肌肤、润泽毛发。

养颜小秘方：

乌首煎：何首乌30克，将其放入锅中，加入适量清水煎煮30分钟，取汁服用。

每日1剂，分2次温服。经常服用本方能延缓衰老，红润皮肤，乌黑毛发。

白芍

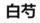

性味归经：苦、酸，微寒。归肝、脾经。

功效主治：滋阴养血、柔肝止痛、平肝抑阳。

养颜作用：补血润肤、祛斑增白、平疮祛痘。

养颜小秘方：

白芍煎：白芍20克，将其放入锅中，加入适量清水煎煮30分钟，取汁服用。每日1剂，

分2次温服。本方具有美白皮肤、润肤平疮的作用。

阿胶

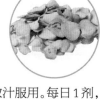

性味归经：甘、平。归肺、肝、肾经。

功效主治：滋阴养血、润肺止血。

养颜作用：祛斑润肤、美容养颜。

养颜小秘方：

阿胶膏：阿胶15克，将其放入一只空碗，入蒸锅隔水蒸至阿胶溶化即可。每日1剂，

用温开水调开后服用。本方具有较强的补血作用，适宜血虚所致的面色无华者服用。

滋阴药

麦冬

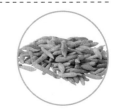

性味归经：甘、微苦、微寒。归心、肺、胃经。

功效主治：滋阴润肺、生津清心、通便润肠。

养颜作用：滋阴润燥、丰乳乌发。

养颜小秘方：

麦冬饮：麦冬12克，将其放入锅中，加入适量清水煎煮30分钟，取汁服用。每日1剂，分2次温服。本方能润肤、丰乳。

生地黄

性味归经：甘、苦，寒。归心、肝、肾经。

功效主治：清热凉血、滋阴生津。

养颜作用：固齿乌发、滋养肌肤。

养颜小秘方：

地黄煎：生地黄15克，将其放入锅中，加入适量清水煎煮30分钟，取汁服用。每日1剂，分2次温服。本方能滋养皮肤、润发、乌发。

黑芝麻

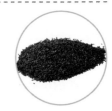

性味归经：甘、平。归肝、肾、大肠经。

功效主治：补益肝肾、润肠通便。

养颜作用：乌黑头发、滋养皮肤。

养颜小秘方：

黑芝麻糊：黑芝麻50克，白糖10克，将黑芝麻研成粉末，与白糖混合在一起，注入适量沸水调和成糊即可。每日食用1次。本方能润肤、乌发。

基础养颜

保湿篇

空调、环境污染、季节转换带来的温度变化与压力，以及皮肤衰老、代谢减缓等因素都会造成肌肤水分流失，令肌肤粗糙、黯哑、形成干纹、引发诸多肌肤问题。所以皮肤需要经常补水。缺水引起的肌肤问题绝不是干燥那么简单，几乎每种肌肤问题都与水分补充和保持有关。水分是美丽肌肤的第一要素，美白、防晒、控油等是在补水保湿的基础上完成。任何季节、年龄、肤质、肌肤问题，都可在水的抚慰和滋润中实现完美。敏感皮肤最不能缺少的就是足够水分。

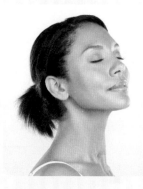
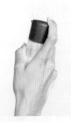

海藻蜂蜜面膜

准备海藻粉、蜂蜜各适量。将海藻粉与蜂蜜混合成糊状；洗净脸后，将敷料敷于脸上约 20 分钟，用清水洗净。

功效：海藻可以强化肌肤的防御力，增加保湿，很适合干性皮肤。

胡萝卜保湿面膜

准备胡萝卜 1 个，橄榄油 3 滴，面粉少许。胡萝卜洗净，放入调理机中打碎；将橄榄油滴入胡萝卜汁中，加入面粉拌成糊状；洗净脸后，将敷料敷于脸上，约 20 分钟后用清水洗净。

功效：胡萝卜含有丰富的胡萝卜素，可以镇静肌肤，维持肌肤的水分。

去油篇

皮肤出油让人很困扰，可是控油总是很难。强效的控油产品只是暂时去除皮肤表面的油脂，反而会刺激皮肤产生更多的油脂。皮肤出油，从内而外的根治才是最佳方法。

皮肤出油能够彻底解决吗

皮肤出油很难控制，因为油脂的分泌由体内激素水平决定，而激素水平则由遗传决定，外用护肤品无法调控激素。雄性激素控制皮脂腺分泌，皮脂分泌过于旺盛，毛孔会被多余皮脂撑大。雄性激素过多，毛孔内壁也会增厚，阻碍皮脂正常排出，黑头和白头因此形成。

如何护理油性肌肤

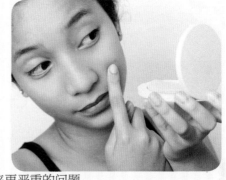

1. 避免使用让皮肤干燥刺激的成分，这些成分只会让皮肤出油更加严重，因为它们会引起皮脂腺分泌更多油脂。建议：尽一切可能避免刺激性成分。

2. 避免使用让皮肤感到清凉刺痛的产品，例如：含薄荷、桉叶油和柠檬的产品。清凉刺痛说明皮肤受到刺激，刺痛是你的皮肤在抗议受到了伤害，日积月累的伤害会带来更严重的问题。

3. 避免含有滋润成分和堵塞毛孔成分的产品，因为它们会让皮肤更加油腻。一般来说，固体产品中所含的凝固剂或乳液、乳霜中的滋润成分可能会堵塞毛孔，也会让皮肤显得更加油腻。

4. 避免用稠厚的乳霜或乳液，改用液体、精华或凝胶质地的配方。

有效控油贴士

1. 吸油纸： 我们的窍门是先用吸油面纸吸去多余油脂。

2. 散粉： 使用具有防晒值的透明散粉不仅可以定妆、瞬间扫除油光，肌肤立显哑光好肤色，这样同时还补充了防晒。

3. 清洁面膜： 作为护肤程序中的加强步骤，你还可以在需要的时候定期使用吸油面膜。

除皱篇

人的皮肤就像花儿般娇嫩，岁月及外界环境的影响会或多或少地在皮肤上留下痕迹。防患于未然，才能有效地将皱纹扼杀在摇篮中，因此，在日常护肤时要注意防皱，当有小细纹形成时，要及时采取措施消除皱纹，防止其进一步加深老化。

第1式，洁面令肌肤变得湿润

清洁，也是防止皱纹产生的重中之重。因为外部环境的恶劣，很多废气和尘埃很容易附着在肌肤上，而电脑屏幕的辐射也是一大隐患。这些脏东西都会让肌肤失去原有的弹性，容易滋长皱纹。所以，一定要注意清洁。

第2式，用富含维他命的化妆品

从维C的美白，到维E的抗氧化与衰老，以及目前最热门的各种维A衍生物，这些都可以让肌肤更清新更明亮。所以应选择经常涂抹富含不同维他命成分的营养霜，给肌肤以丰富的营养。

第3式，去除角质后外加按摩

如果角质增厚势必影响美观，且易出现皱纹。所以去角质也是防皱的关键一步。在护肤过程中，须加上皮肤的美容按摩，热敷，让皮肤皱纹的线条淡化，并使保养品中的营养成分更好地渗透，从而善整个皮肤状况。

第4式，重点保养眼部

长时间看小说，上网玩电脑，熬夜看韩剧，通宵达旦狂欢，深受其害的便是眼睛。通常情况下，眼睛过度疲劳易使眼周产生皱纹，并出现黑眼圈、眼袋、浮肿等问题。

第5式，多做除皱预防保养

岁月无情，它总会在人们的额头、眼角、唇角等处留下无情的皱纹。而且通常说来，这些皱纹一旦产生，即使加倍努力也很难去除，所以在皱纹产生之前应注意在这些部位着重使用防皱的护肤品。

第6式，用防皱彩妆

现场市面上已出现了很多具有防皱功能的彩妆，这对于喜欢每天靓妆扮美的女士来说是彩妆品中最好的选择。需注意的是，在睡前要彻底卸妆后再进行后续的清洁护肤步骤。

美白篇

充足的睡眠

人在晚上 10 点后皮肤就会进入代谢的时间，要美白，睡眠是关键，每天要保证 8 小时以上的睡眠。睡足美容觉，经常保持开朗的心态，全身肌肤自然会白。

多喝水

早上空腹喝一大杯温水，睡前喝一小杯，让细胞充分吸收水分，可以有效防止黑色素的出现，有美白功效。每天记得至少保证 8 杯水。

绿茶沐浴去污美白

将喝过的绿茶渣，放在浴缸内，注入热水，在绿茶水中泡澡 10 ~ 20 分钟。绿茶沐浴能有效去除皮肤表面的油脂及污垢，有爽肤除痱、柔软角质的功效。

把握出行时间

紫外线是美白的最大敌人，早上 10 点至下午 2 点是一天之中紫外线最强的时段，对肌肤的伤害很大，这段时候最好不要出行。

使用防晒产品

烈日当空，更少不了防晒产品，每天出门要擦防晒霜，出行时每隔 3 ~ 4 个小时擦一次防晒霜，因为流汗有可能把之前涂的防晒霜冲没了。

多吃含维生素 C 的食物

维生素 C 能抗氧化，抗自由基，抑制酪氨酸酶的形成，多吃含有维生素 C 的食物，如苹果、葡萄、橘子等。

祛痘篇

　　恼人的痘痘总是此起彼伏，好不容易消下去的痘痘却时常留下痘印。其实要想彻底告别痘痘肌，日常保养不可忽视。如何温和祛痘，怎样才能不留痘印，下面为大家整理了几个不可忽视的痘痘肌日常保养要点。

洁净

　　年轻女性的肌肤因为肌龄年轻且循环代谢正常，除了油脂分泌过多的困扰，其余没有太大的问题，每天只要彻底做好清洁、调理和滋润的基础保养三步骤，肌肤就会看起来光采又漂亮。

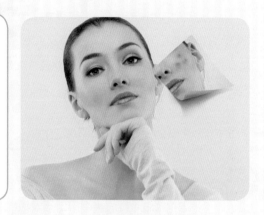

保湿补水

　　如果已经用爽肤水擦脸了，这一步就不用了。没擦的可以用那些耳熟能详的喷雾们。锁水，尽量选择成分简单的爽肤水，痘痘肌做好保湿就好，不要追求过多的功效。

防晒

　　痘痘肌的人以为防晒品会很油，会给肌肤带来负担，所以不用。殊不知这样做的结果，不但肌肤晒伤，痘痘也更加严重，发炎痘痘在日晒后更容易产生色素沉淀。其实痘痘肌只要选择无刺激的防晒品，一样可以既防晒又防痘。

控油

　　肌肤的油脂分泌过于旺盛，加上清洁不彻底，就会导致污垢和油脂阻塞毛孔，产生恼人的痘痘，因此，每天彻底洁净肌肤，是有效预防痘痘的第一步。

定期去角质

　　定期做深层清洁可以祛除角质，让皮肤可以更好吸收营养。角质容易堵住毛孔，生成痘痘。不要用磨砂膏，磨砂膏中的颗粒会摩擦刺激面部。最好用一些刺激小的泥状去角质膏，或者非物理性的去角质膏来完成清洁。

按摩养颜

按摩是一种古老的传统疗法，它和中医理论是一致的，都是以阴阳五行、脏腑经络、营卫气血等理论为基础，从整体观念出发，通过不同手法以及力量的强弱，直接刺激人体的穴位和经络。把这些有效的刺激传达到内脏或患处，达到平衡阴阳、调和气血、祛风除湿、活血化瘀等治疗作用。

穴位选取要正确

穴位的正确选择在按摩美容法中具有重要意义。首先，应在正确辨证的基础上选择对证的穴位，并配以适当手法在所选穴位上操作，才能起到应有的作用。其次，应提高取穴的准确性。当操作时局部出现酸、麻、胀、痛等反应，如同针刺穴位时的"得气"感，则说明取穴准确。

打造瓜子脸

脸是全身穴位最密集的部位之一，脸部指压穴位按摩一方面可使毛细血管扩张，有利于改善皮肤的呼吸及排泄，帮助保养品成分吸收，让皮肤得到充分营养补给；另一方面按摩可刺激皮肤末梢的感受器，舒缓神经系统，产生愉快松弛的感觉，调节身体恢复正常的平衡状态。

瘦脸按摩

按摩过程中着重刺激睛明、太阳、下关、颊车几个穴位，能有效预防面部赘肉横生。

1.从额头到太阳穴，双手按压 3～4 次。

2.双手中指、无名指交替轻按鼻翼两侧，重复 1～2 次；再以螺旋方式按摩双颊；由下颌至耳下，耳中、鼻翼至耳上部按摩，重复 2 次。

3. 以双手拇指、食指交替轻按下颌线，由左至右往返 3 次。

4. 以双手掌由下向上轻抚颈部。

指压消肿法

1. 大拇指指腹贴近颧骨下方，稍用力垂直往下轻压，指力往上轻抬即可，再缓缓将指力放松。

2. 中指、无名指并拢，沿颧骨下缘指力平行往下轻压，再往上顶。

3. 四指并拢，在脸颊的穴道上轻拍数下。

4. 四指并拢，轻触脸颊，由内往外画圆圈。

注意：以上的指压按摩动作适合 2 天做 1 次。过于频繁或用力过度的按摩，都有可能造成神经传导迟钝或肌肉松弛、挫伤、下垂。

瘦脸穴位按摩法

与单纯按摩不同的是，瘦脸按摩前要先抹瘦脸霜，再按压穴位并进行按摩。步骤如下：

1. 涂上瘦脸霜，放松脸部肌肉。按摩从下颚开始，到耳边，然后再以额头为中心点向外按摩。眼周的按摩方法是从鼻子到眼角两侧做旋转式按摩。

2. 用手掌或指腹按压锁骨凹陷处，刺激淋巴，3 秒钟后放开手指，连续做 3 次。

3. 用大拇指顶起下颚两侧的凹陷处。将头部的重量全部由大拇指来支撑，也就是用大拇指托起头部，每次动作 3 秒钟，同样做 3 次。

4. 将下颚的凹陷处往上压。顺着脸的线条向上压，让脸部线条轮廓清晰，动作要有力，但避免戳伤下巴，同样做 3 次，每次做 3 秒钟。

5. 从下颚到耳边轻轻抚摸。从下颚到耳根背后，再从鼻翼两侧到颧骨下的凹陷处，最后回到耳边，做来回的平滑按摩，做 10 个来回。

6. 按摩额头。用食指、中指、无名指 3 根手指，轻轻横向按摩额头，做 10 个来回，让额头舒展开来。

7. 用大拇指紧紧将内眼角往下压，让眼皮的肌肉变得紧实，但注意眼睛要放松，做 3 次，每次 3 秒钟。

8. 从内眼角到外眼角轻轻按压，要沿着眼睛下方的骨线往下压。做 3 次，每次 3 秒钟。

刮痧养颜

美白

　　面部的色素能够通过刮痧的方法淡化，同时能使皮肤深层保湿，激活细胞再生能力，使皮肤的弹性纤维、胶原蛋白进行重组，从而增强皮肤的弹性和含水量，达到润泽、美白的效果。

方法 1

　　刮痧前彻底清洗面部，不用或少用刮痧油、按摩油做润滑剂。被刮痧者坐立或者仰卧，按以下三个步骤进行刮痧：

　　1、刮拭印堂、太阳、大迎等穴位。

　　2、在督脉上，按照由上到下的顺序刮痧。

　　3、在头部两侧的阳白穴进行刮痧。注意：面部刮痧不可明显出痧，手法要轻，每次以面部发热或者微红为度。

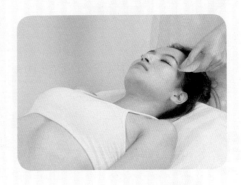

方法 2

　　用热毛巾洗净面部皮肤，均匀地涂上刮痧介质，然后沿着承泣、地仓、颊车、下关、头维一线，由下向上刮痧。重点在督脉的大椎、手阳明大肠经的合谷、足阳明胃经的足三里进行点揉或者刮痧，以刮出痧点为止。

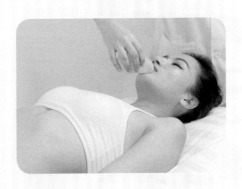

防皱去皱

皱纹是指皮肤受到外界环境影响，形成游离自由基，自由基破坏正常细胞膜组织内的胶原蛋白、活性物质，氧化细胞而形成的小细纹、皱纹。皮肤最初的皱纹通常会在25～30岁之间出现，皮肤的老化过程即开始，皱纹渐渐出现。由于皮肤特质或生活方式的不同，不少人的皮肤会过早衰老，及早护理、延缓皮肤老化则很重要。

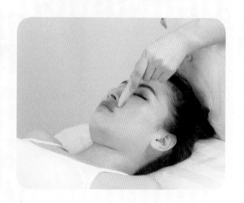

方法

面部刮痧之前，应彻底清洁面部。不用或少用按摩油、刮痧油做润滑剂。面部刮痧手法要轻柔，不可明显出痧，每次以面部发热或有轻微发红即可。可根据皱纹分部，选取相应穴位刮拭。

皱纹：头维、阳白、头临泣、印堂、阿是穴。

颈纹：风池、翳风、扶突、阿是穴。

鼻唇纹：迎香、颧髎、四白、下关、阿是穴。

鱼尾纹：太阳、瞳子髎、丝竹空、角孙、阿是穴。

温馨小提示

选用合适的化妆品。宜选用具有防水和防晒功能的化妆品，例如：水性面霜、防晒霜等。多吃水果、多饮水，每天喝6～8杯水以保持皮肤的水分。经常运动，加快血液循环。促进局部皮肤的血液营养供应，使皮肤的代谢正常。注意皮肤的清洁卫生，经常清洁皮肤，勤洗脸。减少阳光对皮肤的过度暴晒。

外出时戴遮阳帽或搽珍珠膏。注意改正平时不良的生活习惯。注意生活饮食规律，保证睡眠，合理搭配饮食，不偏食。脸部皱纹多的人不宜搽香粉。因为皱纹是由于皮下脂肪减少，水分相对不足而出现的。香粉的收敛作用必然从皮肤中吸收不少油脂和水分，从而使皱纹显得更深了。

祛除黑眼圈

所谓黑眼圈，是因眼睛周围皮肤里的毛细血管的血液流动受到阻碍，以及皮下有黑色素沉淀而形成的。年纪越大的人，眼睛周围的皮下脂肪变得愈薄，所以黑眼圈就更明显。年轻人有黑眼圈往往有以下这些小毛病：睡眠不足、腰酸腰痛、月经不调、精力减退等。另外，血液滞留造成的黑色素代谢迟缓，还有肌肤过度干燥，也都会导致黑眼圈的形成。

方法 1

晴明、心俞、光明穴等先从里向外刮拭。眼周晴明、承泣、四白穴，用平补平泻法，注意在刮眼周穴位时，应用刮板角，手法轻柔，以免刮伤眼周皮肤；接着由上向下刮拭心俞、肝俞、脾俞、肾俞穴，用平补平泻法，刮至出现紫红色痧痕为度；最后从上向下刮拭光明穴。刮至皮肤出现紫红色痧痕为度。随证加刮配穴，对体质虚弱、久病体虚的患者，加刮气海、关元；对伴有失眠的患者，加刮神门、三阴交穴。

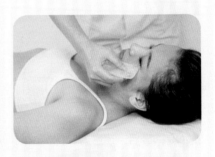

方法 2

面部各反射区、晴明穴等先按照上文中提到的面部保健刮痧的方法刮拭面部，然后重点刮拭眼周穴位，要注意刮拭手法，刮拭晴明穴时用垂直按揉法，刮拭攒竹穴、承泣穴、瞳子髎穴时用推刮法，寻找并按揉痛点及结节处。

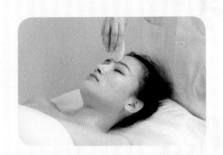

温馨小提示

尝试每天早上喝一杯萝卜汁或番茄汁，可以帮助消除眼睛疲劳，改善黑眼圈现象。多喝清水，有效地将体内废物排出。加强营养，多吃花生、核桃、芝麻、胡萝卜、蛋类、瘦肉、蔬菜、豆类、水果等有营养的食物。

祛除眼袋

中医认为眼袋的形成与人体的脾胃功能有着直接的关系，尤其是脾脏功能的好坏，直接影响到肌肉功能和体内脂肪的代谢。眼袋松弛、下垂、皱纹明显者是脾虚的表现，多有食欲减退、消化功能减弱、腹胀或便秘等症状。从实际经络经穴的解剖来看，眼袋产生的位置又恰好是足阳明胃经发起之处，因而刺激胃经穴位，平时对胃经的穴位诸如足三里等穴位进行刮痧，可提高脾胃功能，对消除眼袋是非常有实际意义的。

方法1

先在被刮拭部位涂抹刮痧润滑剂，然后刮拭眼周的睛明、承泣、四白穴，用平补平泻法，从里向外刮拭；接着刮拭心俞、脾俞、肾俞穴，用平补平泻法，由上向下刮拭，刮至皮肤出现紫红色痧痕为度；最后，让患者保持坐位或仰卧位，由上至下刮足三里、三阴交穴，刮至局部皮肤呈现紫红色痧点为止。如果患者伴有失眠，可加刮神门穴，至局部出现痧痕为止。

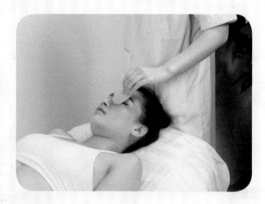

方法2

脾俞、脾胃投影区等从上向下刮拭脾胃脊椎对应区，用面刮法和双角刮法，重点刮拭脾俞、意舍、胃俞；然后沿肋骨走向刮拭脾脏在背部左侧的体表投影区，按从内向外的方向刮拭。对眼袋比较大的患者，再用平刮法加刮右侧肝胆体表投影区。

温馨小提示

睡前不要吃太咸或喝太多水。常咀嚼口香糖，能帮助皮肤恢复弹性。应养成早晚用眼霜进行眼部按摩的习惯。或者将木瓜和薄荷泡在热水中，待凉后用绵片吸饱敷在眼下，不仅收细眼袋，还能缓解眼睛疲劳。

艾灸养颜

艾灸，远离"熊猫眼"

黑眼圈的形成原因有很多，例如：肾水不足、虚火上炎、房事过度或产后失调等，而滋阴补肾、清降虚火、补虚润肤、化瘀通络是消除黑眼圈最好的方法。

灸脾俞穴

位置：脾俞穴位于第 11 胸椎棘突下，旁开 1.5cm 处，左右各有一穴。

施灸方法：回旋灸。被施灸者俯卧，施灸者站于一旁，手执点燃的艾条对准施灸部位，距离皮肤 1.5cm ~ 3cm，左右方向平行往复或反复旋转施灸。

施灸时间：每日或隔日灸 1 次，每次施灸 15 ~ 30 分钟。

功效：使新陈代谢旺盛，加快血液循环和提高造血功能，有利于消除黑眼圈。

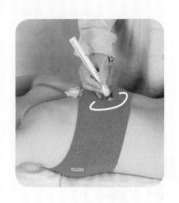

灸肾俞穴

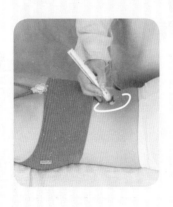

位置：肾俞穴位于第 2 腰椎棘突下，旁开 1.5cm 处，左右各有一穴。

施灸方法：温和灸。施灸时，被施灸者俯卧，施灸者站或坐于一旁，手执点燃的艾条，对准穴位，距皮肤 1.5cm ~ 3cm，以被施灸者感到施灸处温热、舒适为度。

施灸时间：每日或隔日灸 1 次，每次灸 15 分钟 ~ 30 分钟，灸至皮肤产生红晕为止，10 次为 1 个疗程。

功效：外散肾脏之热，补虚润肤。

灸三阴交

位置：三阴交位于小腿内侧，内踝尖直上3cm，胫骨内侧缘后方，左右腿各有一穴。

施灸方法：温和灸。手执点燃的艾条，对准穴位，距皮肤 1.5cm ~ 3cm，以感到施灸处温热、舒适为度。

施灸时间：每日或隔日灸 1 次，每次灸 15 ~ 30 分钟，10 次为 1 个疗程。

功效：化瘀通络，补虚润肤。

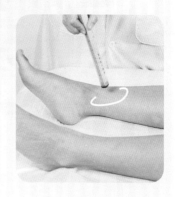

灸水分穴

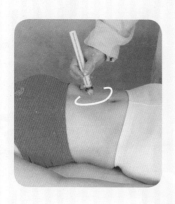

位置：水分穴位于腹部前正中线上，在肚脐上方1cm处。

施灸方法：宜采用温和灸。施灸时，被施灸者平躺，施灸者手执点燃的艾条，对准穴位，距皮肤 1.5cm ~ 3cm，以被施灸者感到施灸处温热、舒适为度。

施灸时间：每日或隔日灸 1 次，每次 15 分钟 ~ 30 分钟，灸至皮肤产生红晕为止，10 次为 1 个疗程。

功效：消除水肿。

专家提醒

1. 必须使用适当的眼部卸妆用品，彻底卸除所有眼部彩妆，包括防水睫毛液。误用不当的卸妆用品可能会导致双眸敏感不适。

2. 眼部四周肌肤没有油脂腺，是全身最脆弱的部位之一，纤薄程度跟航空信封不相伯仲，应小心护理。

3. 使用成分过重的眼霜易使晨起时双眼显得浮肿，所以应选择配方较为轻柔的眼霜或啫喱。

水肿——祛湿气除水肿，身材曼妙

　　水肿是指血管外的组织间隙中有过多的体液积聚，为临床常见症状之一。水肿是全身出现气化功能障碍的一种表现，与肺、脾、肾、三焦各脏腑密切相关。依据症状表现不同，分为阳水、阴水两类，常见于肾炎、肺心病、肝硬化、营养障碍及内分泌失调等疾病。

　　有的女生脸本身也不算胖，可总是看起来有些浮肿，这主要是水肿引起的。造成水肿的原因主要是因为血液循环代谢能力差，睡前大量喝水、经常久坐不动、熬夜等。

灸水道穴

位置：位于下腹部，当脐中下 3cm，距前正中线 2cm。

施灸方法：艾条温和灸，灸至皮肤红晕温热即可。

施灸时间：每穴 20 分钟～30 分钟，以灸处潮红发热为度。每日 1 次，10 次为 1 个疗程，可长期间隔施灸。

功效：主治小便不利、水肿、胀痛不适。《针灸甲乙经》曰："三焦约，大小便不通，水道主之。"

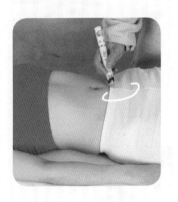

三焦俞穴

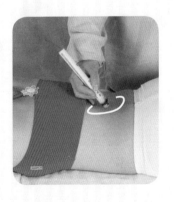

位置：位于腰部，当第一腰椎棘突下，旁开 1.5cm。

施灸方法：艾条雀啄灸，艾条距皮肤 0.5cm～1cm，从而产生一阵阵的灼热感。

施灸时间：灸 10 分钟～15 分钟，皮肤灼热红晕即可，每日 1 次，10 次为 1 个疗程。

功效：可以改善脏腑功能，消除浮肿。

阴陵泉穴

位置：位于小腿内侧，当腓骨小头前下方的凹陷中。

施灸方法：艾条温和灸，灸至皮肤灼热为度。

施灸时间：每日 1 次，10 次为 1 个疗程，缓解时或发作时都可以施灸。

功效：阴陵泉是脾经的合穴，灸阴陵泉可以起到健脾除湿的作用。

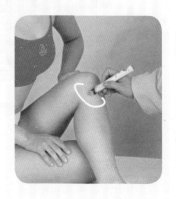

灸复溜穴

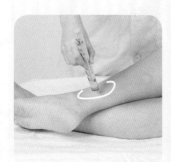

位置：位于小腿内侧，太溪直上 2cm，跟腱的前方。

施灸方法：艾条雀啄灸，艾条距皮肤 0.5cm ~ 1cm，从而产生一阵阵的灼热感。

施灸时间：灸 10 分钟 ~ 15 分钟，皮肤灼热红晕即可，每日 1 次，10 次为 1 个疗程。

功效：此穴能利水消肿，对治疗水肿之症有特效。

专家提醒

1. 少吃重口味食物：饮食和水肿密切相关，所以要吃少盐、味道清淡的食物。

2. 吃排水食物：红豆、薏仁、黄瓜、西瓜等都是不错的排水食材，虽然不能马上就见效，但只要坚持一定能看到效果。

3. 勤泡澡：将全身浸泡在温水里，利用水温提高身体的新陈代谢、促进血液循环，就能将多余的水分和废物从体内排出。

青春痘——清热化湿，还你光滑脸蛋

青春痘是青春期男女常见的一种毛囊及皮脂腺的慢性炎症，好发于颜面、胸背，可形成黑头粉刺、丘疹、脓疱、结节、囊肿等损害，常伴有皮脂溢出。青春期以后，大多自然痊愈或减轻，其发病机理尚未完全清楚，初步认为与遗传因素密切相关，与内分泌因素、皮脂分泌过多、毛囊内微生物等也有一定的关系。

灸大椎穴

位置：位于后正中线上，第七颈椎棘突下凹陷中。
施灸方法：艾条雀啄灸，艾条距皮肤 0.5cm ~ 1 cm，会产生一阵阵的灼热感。
施灸时间：灸 10 分钟 ~ 15 分钟，以穴位红晕灼热为度，每日 1 次，10 次为 1 个疗程，施灸时注意按照手法操作，灸至痤疮消退为止。
功效：灸大椎能清解蕴热，消除上火而引起的痘痘。

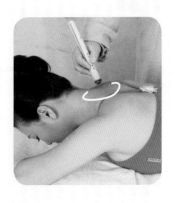

灸曲池穴

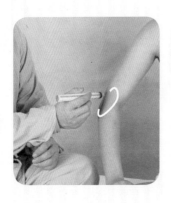

位置：位于肘横纹外侧端，屈肘，当尺泽与肱骨外上髁连线中点。
施灸方法：艾条雀啄灸，艾条距皮肤 0.5cm ~ 1 cm，会产生一阵阵的灼热感。
施灸时间：灸 10 ~ 15 分钟，以穴位红晕灼热为度，每日 1 次，10 次为 1 个疗程，施灸时注意按照手法操作，灸至痤疮消退为止。
功效：灸曲池能通络活血。

灸合谷穴

位置：位于手背，第一、二掌骨间，当第二掌骨桡侧的中点处。

施灸方法：艾条温和灸，以穴位红晕温热为度。

施灸时间：每日1次，8次为1个疗程，灸至痤疮消退。

功效：灸合谷能通经活络、清热解表。"头面合谷收"，在临床中治疗面神经麻痹、头痛等症都会选用合谷穴治疗。

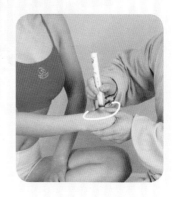

灸丰隆穴

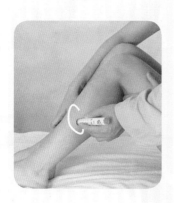

位置：位于小腿前外侧，当外踝尖上8cm，条口外，距胫骨前缘二横指（中指）。

施灸方法：艾条雀啄灸，艾条距皮肤0.5cm～1cm，会产生一阵阵的灼热感。

施灸时间：灸10分钟～15分钟，以穴位红晕灼热为度，每日1次，10次为1个疗程，施灸时注意按照手法操作，灸至痤疮消退为止。

功效：灸丰隆能健脾和胃，并化解痰湿聚集。

专家提醒

1.对于皮肤油性较大、处于环境温度较高或经常锻炼的人，应适当增加洗脸的次数。

2.皮脂腺分泌较旺盛的油性皮肤，避免按摩，以免刺激油脂分泌，容易长痘痘。

3.不要留齐刘海，或是将头发散在脸上，这样容易刺激皮肤。

4.避免用手触摸脸，手不但容易携带细菌，还会刺激产生青春痘。更不要用手挤压痘痘，以免引起化脓发炎，脓疮破溃后形成疤痕和色素沉着，影响美观。

色斑——调肝养心，永驻"桃花颜"

色斑，是由于皮肤黑色素的增加而形成的一种常见的面部呈褐色或黑色素沉着性、损容性的皮肤疾病，多发于面颊和前额部位，日晒后加重。人体内阴阳失衡，一因肝气郁结，致使血瘀颜面；二因脾胃虚弱，气血不能润泽颜面，湿热上升至颜面形成斑点；三因肾阳不足，阳气弥散，血瘀颜面形成色斑。

灸神阙穴

位置：位于腹中部，脐中央。

施灸方法：艾炷隔姜灸，用黄豆大小艾炷施灸，每穴3～5壮，灸至局部红晕稍有辣感为度。

施灸时间：每日或隔日1次，10次为1个疗程，每次发病时皆可施灸，需长期坚持。

功效：灸神阙能使全身真气充盈、精神饱满，改善色斑。

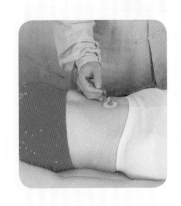

灸涌泉穴

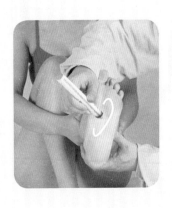

位置：位于足底部，蜷足时足前部凹陷处，约当足底二、三趾趾缝纹头端与足跟连线的前三分之一与后三分之二交点上。

施灸方法：艾条雀啄灸，艾条距皮肤0.5 cm～1 cm，会产生一阵阵的灼热感。

施灸时间：灸10分钟～15分钟，以穴位红晕灼热为度，每日1次，10次为1个疗程，施灸时注意按照手法操作。

功效：涌泉为肾经第一穴，灸涌泉能增精益髓、补肾壮阳。

灸肝俞穴

位置：位于背部，当第九胸椎棘突下，旁开 1.5cm。

施灸方法：艾条雀啄灸，灸至穴位红润灼痛为度。

施灸时间：灸 10 分钟 ~ 15 分钟，每日 1 次，20 次为 1 个疗程。

功效：灸肝俞能补益肝经气血，气血充足方能运化有源。

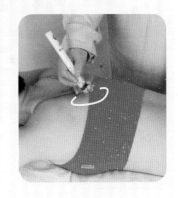

灸命门穴

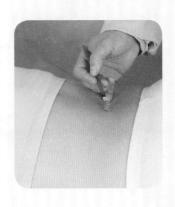

位置：位于腰部，当后正中线上，第二腰椎棘突下凹陷中。

施灸方法：艾炷无瘢痕灸，采用黄豆大艾炷，每穴 10 壮，灸至局部红晕灼热。

施灸时间：每日 1 次，10 次为 1 个疗程。

功效：灸命门能温肾壮阳。

专家提醒

1. 长斑与疾病有关系，应及时治疗相关疾病，尤其是妇科病，发现乳腺增生、月经不调等就该及时就医治疗。

2. 睡眠与饮食对皮肤很重要，特别是睡眠，只有在不缺氧、不缺水的情况下，皮肤才会光彩照人。同时要多喝水、多喝汤，多吃水果，鸡蛋和瘦肉中的优质蛋白质对皮肤的光滑细腻也有帮助。

肌肤松弛——改善脾胃功能，紧致肌肤

25 岁以后，人体血液循环开始变慢，皮下组织脂肪层也开始变得松弛而缺少弹性，从而导致毛孔之间的张力减小，毛孔变大；颧骨上的皮肤也不再饱满紧致，面部的最高点慢慢往下游移，开始出现鼻唇沟（也叫法令纹），随着年龄增长，有些人即使不胖，也会不可避免地出现双下巴。

足三里穴

位置：位于小腿前外侧，当犊鼻下 3cm，距胫骨前缘一横指（中指）。

施灸方法：艾条温和灸，灸至皮肤红晕温热即可。

施灸时间：每穴 20 分钟 ~ 30 分钟，以灸处潮红发热为度。每日 1 次，10 次为 1 个疗程，可长期间隔施灸。

功效：灸足三里可美容抗衰老，对机体具有强壮和保健作用，可改善机体对营养成份的吸收，而增强免疫力。

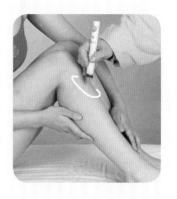

灸气海穴

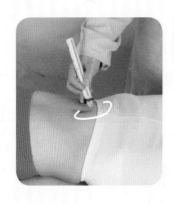

位置：位于下腹部，前正中线上，当脐中下 1.5cm。

施灸方法：艾条雀啄灸，艾条距皮肤 0.5 cm ~ 1 cm，会产生一阵阵的灼热感。

施灸时间：灸 10 分钟 ~ 15 分钟，以穴位红晕灼热为度，每日 1 次，10 次为 1 个疗程，施灸时注意按照手法操作。

功效：灸气海可以抗衰老，使皮肤细腻。

滑肉门穴

位置：位于上腹部，当脐中上 1cm，距前正中线 2cm。

施灸方法：回旋灸。被施灸者俯卧，施灸者站于一旁，手执点燃的艾条对准施灸部位，距离皮肤 1.5cm ~ 3cm，左右方向平行往复或反复旋转施灸。

施灸时间：每日或隔日灸 1 次，每次施灸 15 ~ 30 分钟，灸至皮肤产生红晕为止，10 次为 1 个疗程。

功效：起到美容和抗衰老的作用，同时可治疗胃痛等。

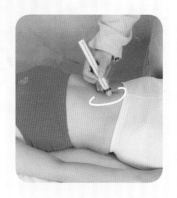

灸肺俞穴

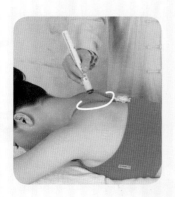

位置：位于背部，当第三胸椎棘突下，旁开 1.5cm。

施灸方法：艾条温和灸，灸至皮肤红晕温热即可。

施灸时间：每穴 20 分钟 ~ 30 分钟，以灸处潮红发热为度。每日 1 次，10 次为 1 个疗程，可长期间隔施灸。

功效：主治咳嗽气喘，潮热，皮肤病，还可以增强表皮细胞的代谢能力，使皮肤细腻。

专家提醒

面部油污、灰尘太重，着妆时间太长或者卸妆不彻底，会造成皮肤毛孔堵塞，难以自然呼吸，引发炎症或者皮肤营养失衡，长此以往，就会造成皮肤张力缺失，没有弹性，形成皮肤松弛。日常应注意每天彻底清洁皮肤，并使用天然、柔和无刺激性保湿营养水，在保持清洁的同时为皮肤补充营养，增强皮肤活力，预防皮肤松弛。

天然养生法

美目

拥有一双水汪汪的美目，是多数女性所期望的。但现代人经常因眼睛疲劳造成眼部失去光亮神韵。眼睛疲劳是由于太过使用眼力、睡眠不足、长期熬夜、营养不良、更年期等原因引起的。除了让眼部多休息、注意营养外，中医认为"五脏六腑之精气皆上注于目""目得血而能视"，还宜滋补肝血，滋养肾阴。另外，日常按摩眼部，也能起到很好的保健作用。

黑眼圈

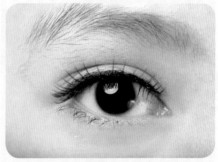

色素沉淀型。因先天遗传因素，部分人种如台湾原住民、东南亚人或印度人等，眼部周围的色素较深，形成自然的黑眼圈。另外，当眼睛周围皮肤发炎、过度敏感或使用不良的化妆品，也容易造成色素沉淀，诱发黑眼圈。

血液循环不良型。当下眼眶血液循环不顺畅，使血管扩张或微血管破裂，造成皮下水肿，产生黑眼圈，这是临床上最常见的病因。

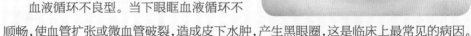

★黑眼圈的紧急处理法★

若是出现暂时性的黑眼圈，可用以下办法作紧急处理。

1.洗脸后，用热水弄热毛巾，然后敷于眼部，让热气促使眼下的血液流通，当毛巾冷却后再浸入热水更换；热敷10分钟后，更换冷水进行冷敷约1分钟，可有助血管收缩；完成后，涂上眼霜加以保湿。

2.将用过的茶包热敷在眼上，可消除黑眼圈。

晨起眼睑水肿

水肿的原因：早晨起床时脸部肿的情况最明显，最主要的原因就是体内的水分代谢不佳，而造成水分滞留。最常见的原因就是在饮食方面盐分摄入过多，尤其是有吃宵夜习惯的人，食物中的钠离子在体内含量过多时，入睡之后它就会使身体开始吸取水分，如果不能及时排出，早上起床之后就有泡泡眼了。这样的水肿状况在起床后由于身体的活动和重力，大概在两个钟头之后可

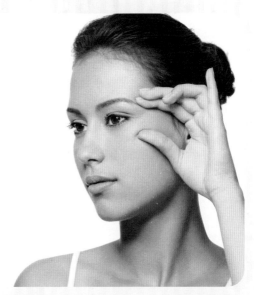

以得到改善。此外，像睡眠不足、压力过大以及过敏体质的人，也都容易出现早晨脸肿的状况，还有大哭过后，因为脸上局部小肌肉的过度收缩，也是让泡泡眼出现的原因。

眼袋

眼袋的产生：

1.睡前大量喝水或过度哭泣，眼部就会形成水肿。

2.睡眠不足、新陈代谢循环变慢，也会形成眼袋。

3.肾或膀胱系统有问题。

4.经常眯眼看东西，造成肌肤松弛，使脂肪突出或增生。

5.摄取过多盐分。

改善眼袋的方法：

1.最好每天斜卧在一块斜面木板床上几分钟，增加头面血液循环，改善颜面部肌肤营养状况。每晚睡前用维生素 E 胶囊中的液体对眼下部皮肤进行为期 4 周的涂敷及按摩。

2.坚持早晚用眼霜进行眼部按摩，最好使用针对眼袋的眼霜产品。

美手

手，是女人的第二张脸。我们与别人见面时，除了对外貌的印象之外，握手的时候对手的印象也是非常重要的。看一个女人的年龄和品位，不仅是看她的脸美容的如何，还要看她的手，一双细嫩白皙的手，可以给人留下良好的印象。但手部由于皮脂腺少，含水量明显比身体其他部分少了 15％，加上长期没有衣物的保护，相对其他部位更高频率的清洁，疏于照料，水分流失更为严重，最容易出现未老先衰的情况。及早做手部护理，是所有年龄女性的当务之急。

手部美白

手部的颜色深，表示那里的血液循环较差。另外，若没有做好去角质的工作，手肘及膝盖也会常常出现发黑的现象。

改善办法：

1.去角质。用比较黏稠的酸奶，加两勺蜂蜜，然后加一些粗盐进去。加蜂蜜是为了让酸奶变得更黏稠，粗盐能起到去角质的作用。

2.取适量磨砂膏，涂抹于手心手背，轻轻揉搓双手指节、手指间、手心、手背，约 10 分钟后用温水洗净。（注意：手部有伤口时要避免使用磨砂膏，以免刺激伤口。）

3.洗净擦干双手后，马上涂上美白护手乳按摩双手，待吸收后，戴上棉质手套效果更好。

倒刺

若缺少维生素 C 时，手指甲旁容易出现长倒刺的现象。长倒刺不仅疼，还破坏手的美感。

改善办法：

1.将手泡在温水中约 5 分钟。

2.用指甲剪顺着刺剪掉。

3.将维生素 E 胶囊剪破倒在手心，将每个手指按摩揉搓。

4.戴上棉手套。

5.补充富含维生素 C 的水果。

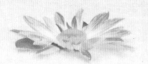

甲床边缘死皮

指甲边上一层小小的皮我们称之为甲皮。若常过度修剪指甲，或碰触洗涤剂之类的东西，会使甲皮变硬，影响触感。

改善办法：

1. 倒适量橄榄油加入少许盐搅拌均匀。

2. 充分按摩甲皮部位。

3. 直接戴上棉手套，让橄榄油中的维生素 B 族、维生素 A、维生素 F 等充分滋润双手。

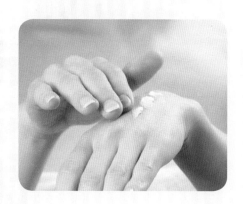

干燥

双手肌肤严重干燥时，可先去角质，接着涂抹较多量的护手霜，包裹上保鲜膜，然后以热毛巾包裹双手进行热敷 5 分钟，取下毛巾和保鲜膜后，轻轻按摩双手将护手霜揉匀。晚上睡觉前，再用护手霜涂抹，戴上棉质手套睡觉，滋润效果更佳。

美手操

1. 五指放松握拳，晃动手腕，逐步加大弧度。可使血脉通畅，缓解焦虑。

2. 十指分开，左手掌按压右手掌，使其向后弯曲，感觉微酸痛即可。两手交互做，可活动关节。

3. 握住每根手指转一转后，向外拉直，能修长手指。

生活中的保养

1. 防晒。平时减少手部紫外线的照射，以免晒后黑色素产生，形成斑点、皱纹。平时要养成搽好防晒乳再出门的习惯，或是穿遮阳外套、打遮阳伞等。

2. 戴手套。洗衣、洗碗记得戴手套，不要让双手直接接触含化学成分的洗涤剂，否则会使皮肤变粗糙。

3. 搽护手霜。养成洗手后即搽护手霜的习惯。

4. 睡前护理。临睡前将双手涂上护手霜，再戴上棉质手套，有助于护手霜营养成分的吸收，使手部恢复润泽光滑。

美唇

　　鲜艳欲滴的红唇是女性魅力的象征，水嫩的唇会让人加深对脸妆的印象。即使化再美的妆若嘴唇干燥、皲裂、脱皮、暗沉黑紫等或唇纹很深，美丽也会大打折扣。唇部是最显眼却最缺少关照保养的地方。

美唇法则

NO.1

　　夏天，空气中水分含量极少，很容易口干舌燥。此时应多吃新鲜蔬菜和水果，尤其是梨、荸荠等有生津作用的食物，补充人体所需维生素 B_2 和维生素 A。

NO.2

　　嘴唇干燥时，舔唇只会带来短暂的湿润，当水分蒸发时会带走更多的水分。正确的方法是用热毛巾敷在唇部 3～5 分钟，然后用柔软的刷子刷掉唇上的死皮，再涂润唇膏。

NO.3

　　涂口红、唇彩前一定要先上润唇膏，因为化妆品中的色素会让唇色和唇纹加深，润唇膏可以起到隔离作用。

NO.4

　　睡觉前在双唇涂上蜂蜜、橄榄油或厚厚一层凡士林，然后用保鲜膜将唇部密封，再用温热毛巾敷上，几分钟后便可达到丰满滋润的效果。

NO.5

　　定期给唇部按摩，可刺激血液循环，收紧嘴部轮廓，消除或减少嘴唇横向皱纹。

NO.7

　　紫外线也是唇色黯沉、黑色素沉淀的主因之一，所以嘴唇也要防晒。选择含有 SPF 防晒系列的护唇膏，能有效隔绝紫外线，在滋润的同时更能保护你的红润唇色。

NO.6

　　唇部的肌肤是属于较敏感的肌肤部位，它的表皮厚度较薄，因此，也容易受到刺激，像温度太高、过辣或其他刺激性的食物，会引起唇部黏膜的溃烂、起疱，使唇部水分快速流失，产生干燥、粗糙等问题。想要有效地保持嘴唇的湿润度，使用护唇膏、凡士林等护唇产品也是很好的办法。

秋季美唇的小技巧

干燥的秋季，嘴唇很容易干燥、脱皮，甚至出现唇纹。想让双唇更加漂亮吗？接下来就教大家一些美唇的小技巧。

1.先准备平常使用的口红和稍微浓稠的唇蜜或者唇彩。在嘴唇整体涂抹口红，嘴唇中心部份涂上较浓的唇蜜，这样的话可以让嘴唇更有立体感，展现出美丽性感的感觉来。

2.涂抹口红之后以面纸轻压后再次涂抹。比起只涂一次颜色可以维持3倍的时间。另外，使用口红前用底妆，不只可以让颜色更持久，嘴唇纵向的纹路也会较不明显。可以给人感觉更自然大方。

3.平时注意多喝水，多吃水果和蔬菜。晚上闲暇时，经常多做一些唇膜。

唇膜

山药唇膜

材料：新鲜山药30克，肉桂粉5克

做法：①新鲜山药洗净后削皮，磨成泥状。②加入肉桂粉调成糊状。③洗净脸后将混合的敷料涂于唇部，敷约15分钟后洗掉。

功效：新鲜山药加上肉桂粉，可以活化细胞，促进血液循环。

莲藕唇膜

材料：莲藕粉适量

做法：①将莲藕粉加适量水调成糊状。②洗净脸后将混合的敷料涂于唇部，敷约15分钟后洗掉。

功效：莲藕有降火的作用，可使双唇恢复动人娇艳的外表。

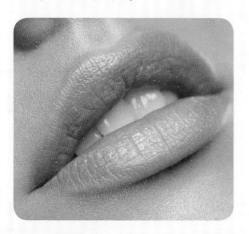
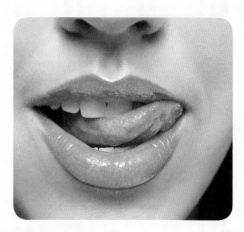

美白

1. 过度劳神。女人以血为本，很多人暗耗精血，过度用神，虽然没有症状显现，却消耗了血气，气色自然变差。

2. 饮食过度或生冷。过了 25 岁，新陈代谢逐渐下降，胃的功能也会逐渐衰退，面色泛黄。平日要少吃寒凉、生冷的东西，不要暴饮暴食，让脾胃适时得到休息。

3. 过度思虑烦恼。中医讲思伤脾，尤其是用餐前后，更不能忧虑。

美白方法

（一）洁肤

清洁是保持肌肤活力最重要的一步。每天油脂、灰尘、环境污染物和死皮细胞都会造成毛孔堵塞及肌肤敏感，这是造成肌肤无光彩、痤疮、湿疹和皮肤炎的元凶。彻底的洁肤，能够让完全没有生气的黯沉肌肤变得生机勃勃起来。

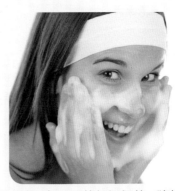

（二）防晒

"要美白就要懂得防晒"。很多人没有防晒观念，每天即使仔细保养，脸部斑点、皱纹、色泽还是不断出现、变黑。这就是没做好防晒工作所导致的。要想美白先要了解紫外线与防晒的关系。

1. 长波紫外线穿透力最强，可造成晒红、晒伤，并可加强 UVB 对皮肤的伤害力，可穿透至真皮层，是皮肤老化的主因。中波紫外线致癌性最强，晒红及晒伤作用为 UVA 的 1000 倍。

2 紫外线会导致皮肤提早老化。此外，紫外线照射还会导致晒伤、黑色素沉淀及导致黑斑、雀斑等，以至增加罹患皮肤癌的危险。

3. 正确的防晒观念。平时应尽量避开中午的太阳（上午 10 点到下午 3 点），外出时应戴帽、撑伞、穿着薄长袖衣服及养成使用防晒霜的习惯。防晒乳不是搽了一次就整天持久有效，它会因流汗、擦拭而流失，要及时补搽。

防晒食物

什么是防晒食物？医学研究发现，阳光中的紫外线会刺激皮肤产生大量氧化自由基，而自由基会破坏皮肤细胞组织，加速黑色素生成的氧化反应，让皮肤变得暗沉、粗糙及失去弹性，也使皮肤的抵抗力降低。防晒食物能提高抗氧化力、帮助清除自由基，下列便是皮肤科医师推荐的防晒食物。

高维生素 C 水果： 维生素 C 可说是"永远的美肤圣品"，想保有健康明亮、不易晒伤老化的皮肤，最好多吃高维生素 C 蔬果。例如：每天吃 2～3 份水果，其中一样选择高维生素 C 的番石榴、奇异果、草莓、圣女果或是柑橘类。有时可加入色彩亮丽的甜椒和几朵绿花椰菜，不仅赏心悦目，而且还能摄取大量维生素 C。

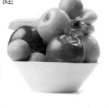

黄红色蔬果： 红色、橘黄色蔬果、食物及深绿色叶菜，例如：胡萝卜、芒果、西红柿、空心菜等，多半含有大量胡萝卜素及其他的植物化学物质，有助于抗氧化，增强皮肤抵抗力。不过，多吃也无益，如脂溶性的胡萝卜素摄取过量会累积在体内，不但有毒性，而且容易让肤色显得发黄。

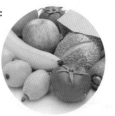

大豆制品： 大豆中的异黄酮素是一种植物性雌激素，可以代替一部分女性激素的作用，帮助对抗老化，而它也具有抗氧化能力，是女性维持光泽细嫩皮肤不可缺少的一类食物。豆腐、豆浆（建议不放糖）等大豆制品是比较好的选择，而其他加工豆制品，热量会非常多，最好少食用。

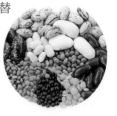

高维生素 E 食物： 植物油多半富含维生素 E，帮助抗氧化和消除伤害皮肤细胞的自由基。高维生素 E 的食物包括小麦胚芽及各类坚果。因为"吃得越粗、皮肤越细"，全谷类含有大量维生素 B 族及维生素 E，这些都是帮助皮肤增强抵抗力及复原能力的重要营养素。

防皱

每个女人最怕的就是看到脸上多出一条皱纹，皱纹也是年龄渐长的象征。所以，在日常生活中我们就要注意预防皱纹的形成。预防皱纹可从日常生活及饮食两方面着手。

日常防皱

1. 仰睡。美国皮肤病学会提醒，侧睡会增加脸颊和下颌上的皱纹，而趴着睡会让你的额头沟壑纵横，因此，最好仰睡。另外，过高的枕头除了会影响血液循环外，还会形成皱纹。

2. 别眯眼。美国皮肤病学会认为，像眯眼这类重复性的脸部运动会使脸部眼部肌肉过度劳累，最终形成皱纹。

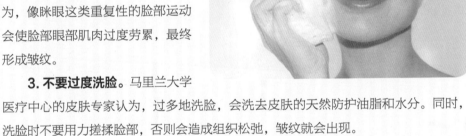

3. 不要过度洗脸。马里兰大学医疗中心的皮肤专家认为，过多地洗脸，会洗去皮肤的天然防护油脂和水分。同时，洗脸时不要用力搓揉脸部，否则会造成组织松弛，皱纹就会出现。

4. 按摩要轻柔。做脸部按摩时，动作要顺着肌肤纹理的方向轻轻地滑动，不可过于用力及胡乱按摩，否则会造成肌肤松弛，失去弹性，最终形成皱纹。

饮食防皱

加工食品添加过多人工色素、防腐剂、油炸类、精制食品等，都会对身体皮肤有很大的负担，例如：牛肉罐头、鱼罐头、色拉酱、咖啡、冷冻太久的食品、干贝、虾米干、冷冻虾球、巧克力、蛋糕、快餐面、油炸物等，这都是容易让你长皱纹

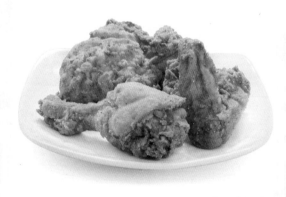

的食物，所以不可常吃或吃太多。我们在
购买食物时要注意看制造日期，尤其是冷
冻及油炸的食物，一旦过期便会变质，对
皮肤有很大的影响。此外，吃盐多不仅会
造成高血压，还会直接影响人的皮肤，盐
吃得太多也容易长皱纹。

平时可多吃鱼，特别是三文鱼。三文
鱼及其他深海鱼不仅是蛋白质的重要来源，
还富含一种名叫 ω-3 的必需脂肪酸，这
种脂肪酸能滋养皮肤，有助于减少皱纹。

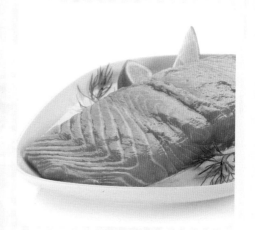

防皱纹小秘诀

很多人都说 25 岁的肌肤还很年轻，其实这只是表面现象，实际上皮肤的生长期一
般在 25 岁左右就结束了，之后，生长与老化要同时进行，也就是说 25 岁是年轻肌肤
与老化肌肤的分水岭。**下面教大家几个防皱纹的小秘诀：**

眼部周围小细纹：每天用中指的指肚沿下眼睑的内侧向外侧，稍微用力进行滑动
按摩，返回时在肌肤上轻轻地滑动，反复 6 次，上眼睑也是同样的方法。

嘴部周围小细纹：用中指和无名指的指肚，从下唇的中央向外侧嘴角的上方推滑，
返回时在肌肤上轻轻地滑动，反复 6 次，上唇也同样。

随手可做的美颜抗皱：

水果、蔬菜去皱：香蕉捣烂后，加
半汤匙橄榄油，搅拌均匀，涂在脸上对
去皱有帮助；西瓜皮用清水洗净擦脸，
可使皮肤清爽润滑；丝瓜也能去皱，将
丝瓜汁混合酒精和蜜糖，把汁液涂在脸
上，干后用清水洗净。此外，可去皱的
水果蔬菜还有黄瓜、西红柿、草莓、橘子、
栗子等。

茶叶去皱：茶叶含有丰富的化学成
分，能够推迟面部皱纹的出现或减少皱
纹，还可防止多种影响面部的皮肤病，

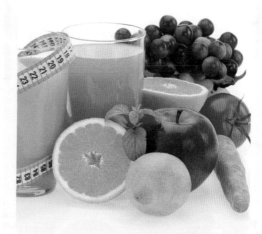

是天然的健美饮料。

蜂蜜水去皱：早上空腹喝一杯槐花蜂蜜或是枣花蜂蜜，既可防止皱纹，又可排毒，长期坚持效果非常明显。

咀嚼口香糖去皱：每天咀嚼 15 ~ 20 分钟的口香糖有助于美容，这是因为咀嚼能促进面部肌肉运动，改善血液循环，提高皮肤细胞的代谢活动，从而使面部皱纹减少，面色红润。

减少皱纹的三点建议

1. 全年使用防晒霜。皱纹是身体老化的表现，而阳光又是皱纹的元凶，即使在冬季也要使用 SPF8 以上的防晒品。

2. 晚上 12 点以前睡觉。充足的睡眠对皮肤非常重要。人的精神状态、健康状态及环境因素等都会对皮肤产生一定的影响。晚上 10 点至凌晨 2 点是皮肤细胞新陈代谢最旺盛的时候，防皱品中的营养成分会得到最好的吸收。

3. 预防体内皱纹。脸上的皱纹说明体内的老化，只有内外兼顾，才能真正预防皱纹。现代医学证明，维生素 E 对延缓皮肤的衰老有重要作用。

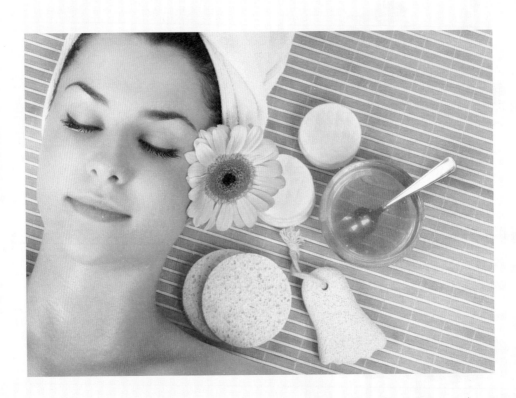

现代人常见的
美容养颜的 29 种问题

　　每个人的皮肤类型并不是一成不变的，它随着年龄、季节、环境、习惯及身体状况的变化而发生改变。现代人由于忙碌很少把心思花在美容养颜上，因此皮肤会出现很多问题，面对多种疑问，我们总结出现代人最常见的29个疑问，来帮你解决肌肤问题。

Q1 你的皮肤属于什么类型？

正常人体皮肤根据其生理状态通常可分成四种类型，即干性皮肤、油性皮肤、中性皮肤和混合性皮肤。

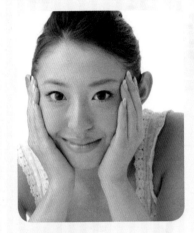

干性皮肤

皮脂分泌减少，皮肤角质层所含水分低于10%，表现为皮肤纹理较细致，毛孔不明显、弹性低、缺乏光泽、皮肤干燥，可有粉状脱屑。这种皮肤对外界刺激敏感，易衰老，老年人皮肤和衰老性皮肤多属此类。

油性皮肤

角质层含水量正常，皮脂分泌量多，表现为面部油腻发亮，毛孔粗大。这种皮肤对外界刺激的耐受性好，不易衰老，不易生皱纹，常见于中青年男性。

中性皮肤

皮肤角质层的水分和皮脂分泌量保持平衡状态，特点是平衡厚薄适中，纹理细腻，毛孔细小，光滑柔软，富有弹性，对外界刺激不太敏感，这种平衡类型常见于儿童、少年中，在一些青年中也可见。

混合性皮肤

兼具干性、油性皮肤特征。T字区呈油性肤质，双颊呈干性肤质。常见于干燥型油性皮肤，随着年龄增长可转化为干性皮肤。

温馨小提示

每个人的皮肤类型并不是一成不变的，它随着年龄、季节、环境、习惯及身体状况的变化而发生改变。

Q2 上班族怎样调理日常饮食？

健脑饮食

上班族女性由于精神压力较大，易觉疲劳，可出现神经衰弱综合征。因此，要注意摄取健脑食物。首先，应多食含氨基酸的鱼、奶、蛋等食物。因为氨基酸能使脑力劳动者的精力充沛，提高思维能力；其次，从事脑力劳动的白领女性会大量消耗体内的维生素。因此，宜多食些富含维生素C的食物，如水果、蔬菜和豆类等；再次，适当补充含磷脂的食物例如：蛋黄、肉、鱼、白菜、大豆和胡萝卜等，一般认为每天补充10克以上的磷脂，可使大脑活动机能增强，提高工作效率。此外，多吃葱、蒜亦有良好的健脑功能。

减肥降脂饮食一般认为，肥胖的人常伴有高脂血症，通过控制饮食可达到减肥目的。要补充大量的膳食膳食纤维，例如：各种豆类和谷类、粗黑面包、燕麦麸、卷心菜和韭菜等；多吃水果和蔬菜，例如：樱桃、草莓、柚、桃和梨以及莴苣、芹菜等；适量摄入蛋白质如低脂类的大豆、鱼禽肉、酸乳酪蛋白质；学会少吃多餐，少吃零食，减少糖分的摄入。此外，饮些减肥茶，也能起到减肥作用。

"三期" 饮食

"三期"指白领女性的月经期、孕期和哺乳期。月经期应增加含铁食物，以补充经血流失的铁质。宜多吃猪肝、瘦肉、鱼肉、紫菜、海带等。孕期和哺乳期要保证能量和优质蛋白质。同时，要供给足量的矿物质和维生素，每日要补充铁10毫克。增加维生素A、维生素B_1、维生素C、维生素D等的摄入。

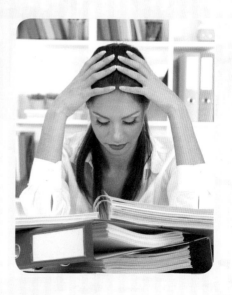

Q3 上班族女性饮食的 4 个 "禁忌"

禁忌一：不要减少维生素摄入

维生素是维持生理功能的重要成分，特别是与脑和神经代谢有关的维生素 B_1、维生素 B_6 等。这类维生素在糙米、全麦、苜蓿中含量较丰富。由于现代女性工作繁忙，饮食中的维生素营养常被忽略，故不妨用一些维生素补充剂，来保证体内维生素的均衡水平。

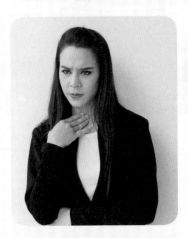

禁忌二：不要过多摄入脂肪

女性要控制总能量的摄入，减少脂肪摄入量，少吃油炸食物，以防超重和肥胖。如果脂肪摄入过多，则容易导致脂质过氧化物增加，使活动耐力降低，影响工作效率。

禁忌三：不要忽视氨基酸的供给

脑力劳动者营养脑神经的氨基酸要充足。脑组织中的游离氨基酸含量以谷氨酸为最高，其次是牛磺酸，再就是天门冬氨酸。豆类、芝麻等含谷氨酸及天门冬氨酸较丰富，应适当多吃。

禁忌四：不要忽视矿物质的供给

女性在月经期，伴随着血红细胞的丢失还会丢失许多铁、钙和锌等矿物质。因此，在月经期和月经后，女性应多摄入一些含钙、镁、锌和铁多的食物，以提高脑力劳动的效率，可多饮牛奶、豆奶或豆浆等。

> **温馨小提示**
>
> 从目前人们的生活水平来看，食物摄入量往往过多，各种营养都容易满足，所以在一般情况下，不要吃脂肪和糖多的食物。

Q4 怎样护理女性的颈部皮肤？

颈部皱纹产生的原因

颈部皮肤十分细薄，其皮脂腺和汗腺的分布数量只有面部的 1/3，保持水能力自然比面部要差许多，容易干燥，滋生皱纹。日常生活和工作中的不良姿势过多地压迫颈部，如枕过高的枕头、长时间埋头工作、用颈部夹着电话听筒煲电话粥、不注意防晒等，都易加速颈部肌肤的松弛。类似老化的状况一旦产生，便很难恢复。

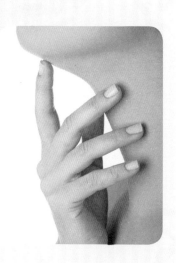

颈部日常护理

女人的颈部最先老。如果光照顾好了面部，而忽略了对颈部的护理和保健，就像数数年轮就能知道大树有几岁，那么数数女人颈部的颈纹也就知道了这个女人老化的情况。正处在青春时期的女性对自己的身体处处都要领先一步保养，否则就会留下叹息和悔恨。即使是如花美颜也挡不住这似水流年，因此，我们要时刻关注我们的美颈，消除它的岁月痕迹。因为颈部皮肤皮脂分泌少，持水能力差，所以滋润保湿是我们护理颈部皮肤的首要工作。

颈部护理操作方法

1. 保持双肩平衡，挺胸收腹；将右手放在左耳上。

2. 将头微倾至右边，并以右手轻按住左耳，保持腹、腰挺直，双肩平衡，这样可以扩张颈动脉，增加血液循环。

3. 右手指按住左耳向下压，同时左肩朝外用力伸直，保持 10 ~ 15 秒，使肩部肌群伸展。

4. 放松头与手臂，还原，深吸一口气后吐气，能立即感受到头部的轻松与局部肌肉的放松。

5. 将以上的动作流畅地反复多次进行，可塑身燃脂。

Q5 皮肤干燥怎么办？

　　干性皮肤，由于皮肤缺乏水分及油分，因而皮肤缺少光泽，手感粗糙，如长期不加以护理就会产生皱纹，所以干性皮肤必须采取适当的皮肤护理措施，以防未老先衰。

1. 在选用洁肤品时，宜用不含碱性物质的膏霜型洁肤品，不要使用粗劣的肥皂洗脸；要用温水洗脸；有时也可不用香皂，只用清水洗。

2. 可选用适合干性皮肤的面膜敷脸，一般情况下，敷脸 15 ~ 30 分钟即可。

3. 可用蒸面疗法加快面部血液循环，补充必需的水分和油分。具体方法如下：待蒸汽上升时，将面部置于脸盆上，可加入适量的甘油等护肤品，将面部置于蒸汽上方熏蒸，以面部潮红为度，每次 5 ~ 10 分钟，一般每周可进行 1 ~ 2 次。

4. 早晨，宜用冷霜或乳液润泽皮肤，再用收敛性化妆水调整皮肤，涂足量营养霜。晚上，要使用足量的乳液、营养化妆水及营养霜。使用成分大致相同于人类皮肤最表层之皮脂膜的化妆品，也就是先用乳化过的化妆品，然后再逐渐增加其他系列化妆品。

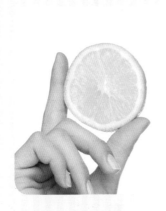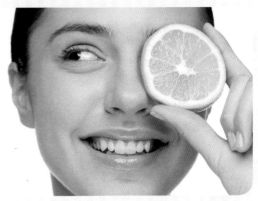

温馨小提示

　　干性皮肤的护理要做到：坚持每天按摩 1 ~ 2 次面部，每次 5 分钟左右，以促进血液循环，改善皮肤功能。

Q6 消除面部皱纹有哪些简单方法?

如何预防皱纹的发生

方法1:

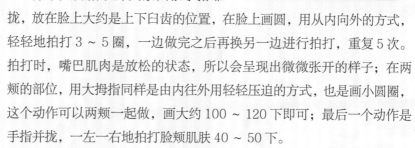

早晚洗脸后,双手轻轻拍打或敲击脸部,待脸颊呈微红为止。此方法不但能促进脸部血液循环,使脸色变得红润,还能达到修紧面部、突出轮廓的效果。这个方法不用花费金钱,只要持之以恒即可,值得一试。

方法2:

除了大拇指以外其余四根手指靠拢,放在脸上大约是上下臼齿的位置,在脸上画圆,用从内向外的方式,轻轻地拍打3~5圈,一边做完之后再换另一边进行拍打,重复5次。拍打时,嘴巴肌肉是放松的状态,所以会呈现出微微张开的样子;在两颊的部位,用大拇指同样是由内往外用轻轻压迫的方式,也是画小圆圈,这个动作可以两颊一起做,画大约100~120下即可;最后一个动作是手指并拢,一左一右地拍打脸颊肌肤40~50下。

方法3:

1.闭嘴,面对镜子微笑,直到两腮的肌肉疲劳为止。这个动作能增强腮部肌肉的弹性,保持脸形,白天也应做几次。

2.眼睛得越大越好,绷紧脸部所有肌肉,然后放松,重复4次。这个动作有利于保持脸部肌肉的弹性。

3.皱起并抽动鼻子,不少于12次。这个动作能使鼻部血液畅流,保持鼻肌的韧性。

4.将注意力集中于腮部,双唇略突,使两腮塌陷。重复几次。这个动作能防止嘴角产生深皱纹。

5.鼓起两腮,默数到6,重复1次。这个动作能保持腮部不变形。

Q7 20 岁左右的年轻人如何保养皮肤？

水油含量决定肤质

人类皮肤表面有一层弱酸性的膜，它调节皮肤状态，保护皮肤健康。根据皮肤中皮脂含量和含水量的不同，我们的皮肤通常可分成干性、油性、中性和混合性 4 种类型：干性皮肤常见于老年人和衰老性皮肤；油性皮肤常见于中、青年人；中性皮肤是最好的皮肤状态，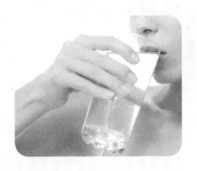常见于青春发育前期的儿童；混合性皮肤多见于中、青年人。选择护肤品，要根据皮肤含油量、含水量的变化而有所不同。

含油量的变化：少—多—少

皮肤是件世界上最禁不住岁月考验的"外衣"，20 岁浓艳、30 岁暗淡，到了 40、50 岁就褪色了。这件"外衣"之所以会发生明显的变化，皮脂的分泌状况起了最主要的作用。在人的一生中，皮脂分泌有着由少到多，再到少的变化规律。

含水量的变化：由多到少

皮肤的特性发生变化，还与皮肤外层角质层含水量的逐渐减少有关。实验显示，婴幼儿皮肤的含水量为成年人的两倍，皮肤非常柔软、细嫩，因此，他们使用的护肤品需要用适量的消毒成分代替过多的营养成分，主要起基础保护作用。到 20 岁左右，角质层含水量稍减，皮肤虽然光滑平整，但此时如不注意补水，导致含水量进一步减少，就会出现"假性"皱纹。成年以后皮肤含水量更少，约为 10% 左右，这个阶段如果没用专业保湿护肤品，皮肤就会因为水分减少而变得干瘪、没有光泽。

因此，随着年龄的增长，我们要逐渐重视护肤程序中保湿的步骤。无论选择哪种保湿产品，最好都在皮肤湿润的状况下涂抹，以便更直接地进行保湿。

Q8 "电脑族"如何拯救明眸和肌肤?

电脑荧光屏表面存在着大量静电，其集聚的灰尘可转射到脸部和手的皮肤裸露处，时间久了，易发生斑疹、色素沉着，严重者甚至会引起皮肤病变等。电磁辐射对皮肤的损害不容忽视。我们怎样减少这种危害呢？

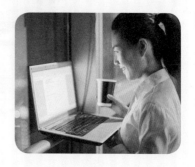

面部防护

屏幕辐射会产生静电，易吸附空气中的尘埃，长时间面对电脑，容易导致脸上出现斑点与皱纹。因此，使用电脑前不妨涂上护肤乳液后加一层隔离乳，以略增皮肤的抵抗力。

彻底洁肤

使用电脑结束后，第一项任务就是洁肤。用温水加上洁面液彻底地清洗面庞，将静电吸附的尘垢通通洗掉，然后再涂上温和的护肤品，以减少伤害，润肤养颜。

养护明眸

不要长时间连续在电脑前作战，尤其不要熬夜使用电脑。平时也要准备一瓶滴眼液，以备不时之需。使用电脑后可在面部敷上黄瓜片、马铃薯片，以缓解眼部疲劳，营养眼周围的皮肤。

增加营养

对经常使用电脑的人来说，增加营养很重要。

温馨小提示

长时间上网，你可能会觉得头晕，手指僵硬，腰酸背痛，甚至出现下肢水肿，静脉曲张。所以平时要多做体操，以保持旺盛精力。

Q9 黑眼圈如何治疗?

黑眼圈是怎样分类的

1. 血管型黑眼圈

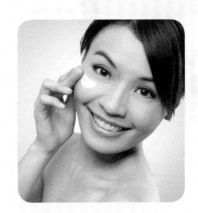

眼睛周围的表皮天生较薄、血液循环差，易造成眼部静脉血液滞留皮下，血管的颜色就显现出来，出现蓝黑色的眼圈。

2. 色素型黑眼圈

色素型黑眼圈可能来自家族遗传，但更多的是后天色素沉淀所致。

3. 眼袋型黑眼圈

眼部色素加深，如果依旧置之不理或方法不得当，脆弱的肌肤进一步老化，很容易造成永久性眼袋。有了眼袋，没有眼角纹是不太可能的。

4. 皱纹型黑眼圈

黑眼圈一旦出现，一定要及时应对。因为眼皮的保水性在肌肤中是最差的，加之眼皮支撑力不足，促使下眼皮出现一道道沟壑般的皱纹，形成皱纹型黑眼圈。

黑眼圈如何预防

1.若因肝脏功能不好而导致黑眼圈，需多吃虾、芹菜等绿色蔬菜，水果则宜多吃柑橘类。

2.每天喝一杯红枣水，有助于加速血气运行。减少瘀血积聚，亦可减低因贫血而患黑眼圈的机会。

3.早上喝一杯萝卜汁或番茄汁，其中所含的胡萝卜素有消除眼睛疲劳的功用。

4.多喝清水，有效地将体内废物排出。减低眼周瘀血积聚机会，亦可减少黑眼圈，最好每天饮8杯水。

5.缺乏铁质及维生素C，会导致黑眼圈的出现，所以平日应多摄取这方面的营养，如猪肝、菠菜、番茄等食物。

Q10 青春期后还长痘的原因是什么?

成人痘痘背后的肌肤问题,往往不像青春痘那么单纯。随着年龄增长,紫外线照射、压力、睡眠不足造成皮肤受损、保护机能的日渐降低,痘痘就会不分季节地在脸颊、额头、嘴巴周边扩散蔓延,最可怕的是会在同一个部位反复发痘。成人痘为什么会这么难治呢?

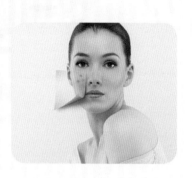

肌肤防护机能下降

当肌肤防护机能下降时,容易造成肌肤干燥、角质层不平衡,使皮肤无法进行正常新陈代谢,造成老废角质残留,角质阻塞毛孔,进而滋生细菌和长出痘痘。由于老废角质混合了油脂,阻塞在毛孔里,造成细菌感染,并会引起发炎现象。因此,角质过厚引起的成人痘的肌肤,必须适当地加强清洁和保湿,使被阻塞的毛孔变得柔软。

黑头粉刺堆积过多

毛孔里的老废角质及氧化皮脂,如果没有彻底祛除,不但会使毛孔变大,肤质也会变得粗糙,甚至会导致痘痘的滋长。所以,清洁阻塞于毛孔中的污垢、粉刺和黑头,然后进行深层保湿护肤,能让毛孔逐渐变小、肤质滋润饱满,长痘的机会也就自然减少了。因而针对黑头、粉刺过多引起的痘痘,要以注意清洁力度、选择一款清洁能力适中的洁面产品为必要,另外一周一两次的清洁面膜也必不可少。

生活压力

在感到厌烦、紧张、不开心时,体内就会分泌激素。肌肤的循环机制也会被打乱,导致免疫力下降。肌肤对细菌的抵抗力因此变低,引起发炎等症状,此时冒出的痘痘通常是身体中某个功能器官工作不佳的外在表现。

Q11 爱涂口红的女人当心"口红病"？

涂口红本身是一种美容手段，但是，女性们更应该懂得如何保证自己的健康，以免让自己得了"口红病"。所谓"口红病"，也就是指因口唇涂抹唇膏、口红等化妆品而引起的一种化妆品过敏症。据统计，长期描红唇的女性中，约10%的人患口红病。其临床表现为嘴唇干裂、两唇肿胀、发痒、疼痛，严重的会出现嘴唇硬块（茧唇）、唇黏膜病变等症状。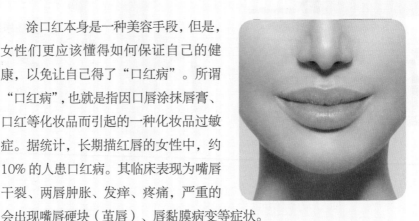

口红的主要成分是羊毛脂、蜡质、染料、香精等。羊毛脂是一种天然的动物脂肪，含有胆固醇、羊毛固醇和甘油酯，可以渗入皮肤；染料和香精等成分更复杂。这些物质都容易引起过敏反应，不但会导致口唇干裂、唇皮剥落、肿胀，影响口唇的本质美，而且口红中的某些化学染料对人体有一定的危害性，如果在喝水、饮食时不注意，这些有害物进入体内会影响健康。因此，口红平时应该以少涂为佳，如果必须要涂抹，也应选择质量过关的口红涂抹。如果涂抹以后有轻微的发痒或异常感觉时，要立即停止使用，以防引起口红过敏。

专家告诫，女性在追求美之时，应注意以下几点：①因人而异，不要长期连续涂抹口红，且化妆宜淡不宜浓。②睡前应洗脸，彻底卸妆，以减轻羊毛脂对唇黏膜的刺激。③养成良好的习惯，饭前应将口红擦净，以防口红随食物进入体内。④涂抹口红后，若出现发痒、疼痛等症状，应立即停用，并及时到医院就诊，以防万一。

> **温馨小提示**
>
> 一些女性在购买口红时，会经常涂抹柜台前的试用品。实际这是不安全的。这些试用品上面沾满了细菌甚至病菌，通过试用化妆品，这些病菌极易进入人体内，引发疾病。

Q12 脸上长雀斑怎么办？

雀斑是一种单纯的浅棕色或褐色皮肤斑点，多数长在面部，虽不影响健康，但直接影响美容。所以，许多女性求医问药的心情非常迫切。

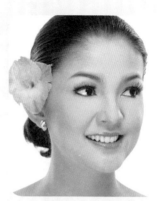

雀斑的形成主要是由于皮肤表皮基底层的黑色素细胞生成的黑色素过多所致。黑色素来源于奶酪等食物内所含的酪氨酸。在体内酶的作用下，酪氨酸转化成二羟苯丙氨酸，然后氧化，生成的促黑激素由于某些原因增多时，就可引起色素代谢障碍，出现皮肤雀斑。

雀斑通常在 5 岁以后出现，具有一定的遗传倾向，女性由于雌激素的原因，长雀斑的人数也比男性多。每逢夏季日晒增多时，雀斑色泽加深，对美容影响较大。冬季虽然雀斑颜色浅些，但不会完全消失。据观察，雀斑较多的人色素痣发生率也较高。

在化妆品市场上，有许多类型的药物化妆品具有一定的祛斑作用。近年国内采用了多种治疗雀斑的新方法，一是采用液氨喷雾冷冻治疗，适用于雀斑斑点稀疏、斑片较大的人。一般经冷冻治疗或电离子治疗后雀斑的斑点在 48 小时内会结一层紫色薄痂，7 ~ 14 天薄痂会自行脱落，斑点也随之消失。这种方法要求操作医生技术熟练，疗效比较理想，有效率在 95% 以上，费用也不高。二是采用电离子治疗机或扫斑仪对雀斑进行浅烧灼。再有一种方法是采用磨削美容术来治疗雀斑。适用于皮肤色泽较白、雀斑密集、面积又大的人。

温馨小提示

随着痂皮脱落后长出的新表皮，开始呈绯红色，有的人过一段时间可能出现色素沉着反应。在色素沉着反应期间应注意避免日晒，同时可搽防晒增白的护肤品,并内服维生素C等抗黑色素生成的药物。

Q13 妊娠期的面部色斑如何消除？

　　由于孕妇的黑色素代谢缓慢，面部大多会长黑斑，且孕后不易恢复。在妊娠中后期，孕妇的皮肤变得较敏感，对紫外线抵抗力减弱，皮肤容易被晒黑，于是面孔出现黄褐斑，额头和双颊出现蜘蛛斑。

　　虽然这些症状在产后会不同程度地减轻，但在孕期，还是要不间断地采取一些必要的保护措施，即便是孕妇也不愿看到自己的容颜失彩。

1. 处理黄褐斑和蜘蛛斑的最好方法就是用妊娠霜加以掩饰，切勿试着去漂白，那样会破坏皮肤的分子结构，形成永久性伤害。

2. 大多数孕妇的斑痕会在产后三个月内自然减淡或消失，如果褪不掉，要请教医生，慢慢调理。

3. 由于妊娠是一个较易发生皮肤炎症的时期，所以，即使是以前靠得住的产品，此时也要慎重使用。

4. 尽量避免刺激，不要化太浓的妆，散步时一定要涂上防晒油或带上遮阳伞、帽子。

　　孕妇由于孕激素的影响，皮肤失去了以前的柔软感，而略显粗糙，甚至会很干燥，有些区域会出现脱皮现象，脸部的色素沉淀也随之增加。

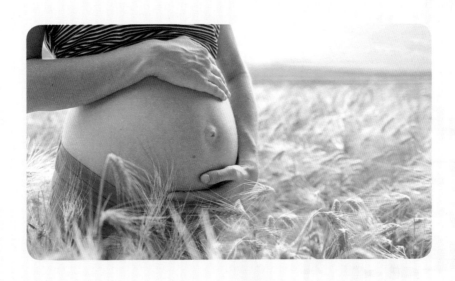

Q14 "潮流元素"首饰的危害你知道多少?

你知道金首饰对人体有辐射吗?

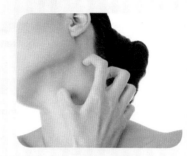

黄金、白金制成的首饰都是金首饰。黄金和白金在矿石中的含量极低,且提炼起来也很困难,因此,要比一般首饰的价格更高。但是,尽管它价格昂贵,佩戴后却同样会给我们带来健康隐患。

不少人在佩戴了金首饰之后,都会出现相应的皮肤、呼吸系统及消化系统疾病。这是由于金矿石中常会有钴、钋、镭等放射性元素,在开采、冶炼和制作首饰的过程中,少数的放射性物质就会残留在金首饰上,从而对人体产生危害。一些镀金、镀银的首饰,尤其是耳钉、耳环等,在使用过程中都会不同程度地释放镍,镍可引起皮炎。如果在穿耳垂时出现表皮损害,过敏的危险性就更大了。而且在有炎症后细菌感染还会增加镍的释放。

纽约的一所卫生检疫机构对数千件金首饰作了一次检测,结果发现其中70多件金饰品含有放射性元素。一些放射性元素,如钋、钴、镭等,常与金矿共生存,人们在开采、冶炼和制作金首饰过程中,难免有少数放射性元素残留和混杂其内。当佩戴含有这些放射性元素的金首饰时,与之接触的皮肤就会长时间地受到辐射,引发放射性首饰病,严重者即为放射性癌症。

宝石首饰是健康的隐形杀手

钻石饰品一直都是尊贵身份和地位的象征。在我国,钻石饰品更是女性首选的时髦品。然而,有关医学专家指出:为都市女性增辉添彩的钻石饰品可能是健康的杀手。

专家指出:通常越是名贵的宝石,放射性越强,对人体的危害也就越大。因为钻石是由矿石加工而成的,而有的矿石是在几百万年的地质演变过程中长期受地壳中低放射强度射线作用形成的,有的具有超过正常含量的放射性。

Q15 "美容觉"有哪些好处?

充足的睡眠是保持皮肤湿润、细腻、青春常驻的首要的条件。实践证明良好的睡眠就是最好的美容师。熬夜会使肤色暗淡,面部皱纹增多。这是由于睡眠不足,皮肤细胞的种种调节活动受到阻碍,血液循环不良,水分脂肪分泌过少,皮肤易干燥而产生的。相反,若睡眠充足,不仅头脑与身体得到充分休息,同时皮肤细胞可进行种种调整活动,使皮肤所需营养在休眠中得到补充,因而人才会肤色健康,有一种精神焕发的感觉。现代社会的快节奏生活,工作的压力大,使得人们没有正常的作息时间。爱美的女性们,如果想拥有美丽健康的皮肤,就请尽情享受你们的"美容觉"吧!

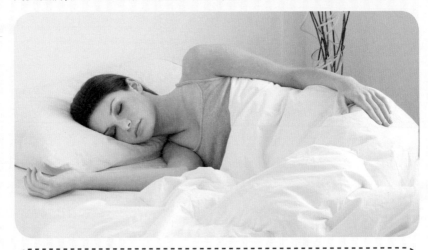

温馨小提示

晚上 11 时至凌晨 5 时是皮肤细胞生长及修复的旺盛期,护肤品吸收率在此时会比日间高一倍。因此,护肤霜也有日、夜之分,夜间护肤品着重滋养及加速新陈代谢,滋润度及成分浓度比日霜高。也可于睡眠时敷专供"过夜"的睡眠面膜,如果害怕这类凝胶状面膜在半干的状态影响入睡前的情绪,可以在睡前 1 小时敷上,这样就有足够的时间让它干透。但如果是纸膜型面膜则千万不要敷"过夜",因为它会把脸上的水分一并吸干。

Q16 春季女性该怎样护理皮肤？

保湿

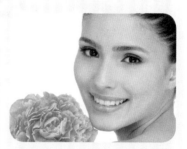

一要保证饮水，每天至少喝2000毫升水。二要清洁皮肤，每天用40℃的温水清洁面部2～3次；先用温水洁面，再用温热毛巾敷面3～5分钟，然后用热水敷面至面部微红。三要做好保养，及时补充一些含油脂较多的护肤品；长时间户外工作以及做家务时最好戴上橡胶手套；已开裂的手足皮肤可同时使用硅油霜、尿素霜等防裂护肤药品；瘙痒可用樟脑、薄荷类药物。

保暖

外出时要戴好围巾、手套、耳套等，穿好棉鞋；出汗后，要及时更换潮湿的衣服、鞋袜；最好穿着质地较柔软的纯棉内衣；化纤内衣会因冬季干燥产生较多静电，且透气性不好，这样很容易引起皮肤不适，所以尽量避免穿着。要加强锻炼，适当活动四肢，提高身体免疫力，增强皮肤适应寒冷环境的能力；随时摩擦双手和双耳，促进末梢血液循环。

防晒

雪地和冰面对紫外线有一定的反射作用，再加上阳光中的紫外线一年四季也会辐射到面部，使得皮肤饱受其害。紫外线还会对眼睛造成一定的伤害，进行登山、打球等户外运动时，一定要使用防晒霜和护目镜。防晒霜一定要选用偏油性的，这样既能防止能量散发，同时也可以达到保湿防燥的目的。

温馨小提示

春天也可以说是最容易引起皮肤疾病的季节，春季由于受风吹及紫外线照射，皮肤容易发生红斑及光线性皮炎，因此，要格外注意。

Q17 紫外线的危害你懂多少？

一般人总认为，女人爱漂亮，所以才防晒，男人身体好，晒就晒了无所谓。老人、小孩则需要补充钙质，晒晒太阳正好。其实，不分男女、不分老幼，防紫外线可没有性别、年龄之分，紫外线对人体的伤害是人人平等的。尤其是 UVA，它是皮肤老化的头号杀手，人人都应该警惕。对于亚洲人而言，日晒达一万小时后，就极有可

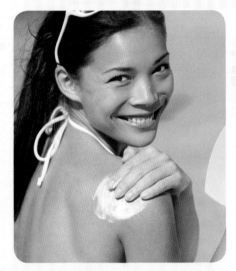

能患上皮肤癌。这个时间不仅仅指人们外出游玩的时间，也包括平常上班、学习时被照射的时间。因此，如果不对防晒倍加小心，就很可能会患上皮肤癌。

在媒体的大力宣传下，"防晒"的观念几乎已深植人心，从防晒伤、防老化到预防皮肤癌病变，人人都知道防晒的重要性，并知道了应该天天防晒、人人防晒、随时随地防晒和全身防晒。全身防晒，应该是指身体的各个部位。但是在日常生活中，人们较多重视的是面部防晒；出行时，可能会比较注重暴露在阳光下的一些身体部位防晒。即便是在防晒意识越来越强的今天，人们往往也会忽视一些身体部位，例如：眼部、唇部、后脑、颈部等。眼部可以说是最容易发生老化现象的部位，因为眼睛周围的肌肤是全身肌肤最薄、最脆弱的地方，约只有脸部肌肤厚度的 1/2，而且缺乏汗腺与皮脂腺的分泌，因此，容易流失水分，润泽度与保护性十分匮乏。在一般人的保养观念里，眼部保养不外乎就是黑眼圈、眼袋、细纹及皱纹的预防与修护。不过如果忽略了紫外线才是老化的真正元凶，只涂抹一般的眼霜，没有做好眼部肌肤的防晒，那么防晒与保养工作只能算做了一半。

Q18 文胸也会成为健康的隐患?

文胸是女性朋友的亲密伙伴。不过，它在给女人带来自信的同时，也常常带来一些健康隐患。特别是对于那些罹患乳腺癌的女性来说，更是如此。手术后的乳腺癌患者，最好不要戴文胸，同时要穿纯棉的内衣，并保证其宽松柔软的程度，以防摩擦皮肤。

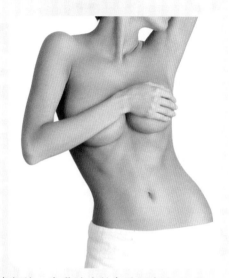

美国癌症专家对 4500 余名成年女性的调查也证实，白天戴文胸超过 12 小时，与不戴文胸者相比，患乳腺癌的危险要高出 20 倍，而晚上也戴文胸者，更要高出 20 倍以上。同时，过紧的文胸会影响乳腺部分淋巴液的正常流通，容易导致正常细胞的癌变。

可见，如何戴文胸对预防乳腺癌起着非常重要的作用。那么，到底应该怎么戴呢?

1. 要尽量选择宽松型的文胸。长期戴过小过紧的文胸，会影响局部血液和淋巴液循环，容易诱发各种乳腺疾病。

2. 戴文胸时间不要太长。睡觉时不要使用文胸，在家不出门时也没有必要戴文胸。如果白天戴文胸的时间过久，晚上最好按摩乳房，促进其血液循环。

3. 文胸吊带要宽窄适度。很多女性喜欢选择窄吊带文胸。然而颈肩及上肢活动时，狭窄的文胸带会压迫肌肉组织，导致血液循环发生障碍。

Q19 化妆棉，你用对了吗？

美容、化妆离不开化妆棉。化妆棉对于我们的肌肤健康来说非常重要，因此，平时一定要注意对它的挑选、使用和保养。

首先，化妆棉的挑选要注重手感，因为化妆棉会直接接触肌肤，所以在材质挑选上以天然的棉花或蚕丝最好，触感最为柔软舒适，要避免使用人造纤维。其次，闻味道，因为需直接接触面部肌肤，所以要避免任何化学物质的添加，例如：漂白剂，遇到水分后，化妆棉中的化学残留恐有溢出之虞。最后，学会目测。过薄的化妆棉，擦拭时化妆水吸藏量不够充足，肌肤触感就会变得非常不舒服，过度摩擦会对肌肤造成刺激，化妆棉厚度不足时，可将两片合并使用。挑选时，可用手轻轻拉扯试验，轻易就拉破的化妆棉表示密度不够。

很多人在使用化妆水时，为了省事，直接将化妆水倒在手上，然后再抹在脸上。正确的化妆水使用方法应该是：用化妆棉的时候掌心向上，将化妆棉放在中指上用示指和无名指夹住，浸满化妆水（但是注意不要滴下），轻轻在脸部擦拭，用这种方法，化妆水渗透肌肤的能力可提高达60%。

用久了的化妆棉肯定会被污染，为了延长它的寿命，最好每次用完后马上洗一洗。如果实在没时间，那最少也要一星期洗一次。可先将它放在清水里轻轻搓揉，拿起后再用双手压干，平放在干燥通风的地方。不可放在潮湿处阴干，否则会有真菌侵袭。另外还要注意，不要将其放在强光下照射。一般来说，化妆棉的寿命大约是1年左右。对于每天上妆的人，最好3个月到半年就更换一次，以确保肌肤的清洁健康。现在市面上的化妆棉多为一次性，使用起来更方便健康。

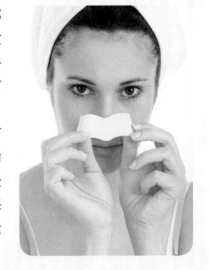

Q20 女人如何预防皱纹的形成？

面部的魅力体现在光滑、细嫩、透红的皮肤上，因此，皱纹是许多女性关注的最敏感的话题。由于各种原因面部皮肤失去正常的生物学特征，变得干燥粗糙、缺乏油性、弹性下降，从而产生皮肤老化的象征皱纹。皱纹产生多少或快慢不但与遗传因素有关系，而且与社会环境、生活习惯、心理健康、休息情况等各方面都有关系。

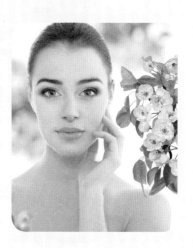

饮食保养法

多吃富含胶原蛋白的食物。决定皮肤光滑、细腻的部位是皮肤真皮层。真皮的主要成分为胶原蛋白。若食物中缺乏胶原蛋白，皮肤的弹性会下降，产生皱纹。富含胶原蛋白的食物包括鸡皮、鱼、鸡软骨、猪蹄等，因此，这些食物非常有利于美容。

运动锻炼法

运动可促进血液循环、增强新陈代谢、使皮肤细胞吸取充分的营养与氧气，同时及时排出废物，缓解面部肌肉紧张，延长皱纹产生的时间。因此，要经常参加体育运动。还有做面部局部运动效果也挺好，正确的按摩或缓慢细嚼食物等，都有利于促进面部血液循环。

避免不良的刺激

长时间暴晒，会影响到皮肤，因此经常在户外工作的人，应戴帽子工作，若日光强烈，还要戴太阳镜，保护眼睛。冬天气温低、干燥，皮肤容易发干，因此，室内要保持一定湿度（50%～60%）或用湿巾擦洗面部，维持一定的湿润感。化妆品中的化学成分比较多，对皮肤有不良的刺激，因此要适当地使用，晚上入睡前一定要彻底卸妆，使用营养晚霜。

Q21 使用眼霜五大误区，你中招了吗？

1. 用眼霜改善鱼尾纹、眼袋和黑眼圈。 眼部皱纹的产生一方面是表皮组织干燥（水分及脂质流失）变薄；另一方面是表皮组织之下的真皮层失去网状支撑力。如果眼部皮肤进一步老化，皮肤与皮下组织脱离，皮下脂肪下移，就产生眼袋和眼皮下垂，而疲劳、睡眠不足、精神压力等原因造成营养及供血不足则会产生黑眼圈。在还没有形成皱纹、眼袋和黑眼圈时就应使用眼霜。

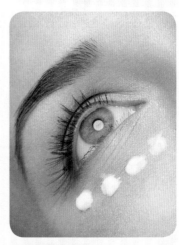

2. 用面霜可以代替眼霜。 眼部皮肤和面部皮肤是完全不同的，眼睛周围的皮肤是面部皮肤角质层最薄、皮肤腺分布最少的部位；同时，眼部皮肤也是一个人肌肤活动最频繁的部位，是化妆中最复杂、拉扯皮肤次数最多的部位。眼部皮肤要使用完全不同于面霜的护肤品。

3. 眼部皮肤很细嫩，故要很油的滋养成分。 眼霜最根本的优点在于易吸收，不能承受过多的营养负担。一般来说，水溶性成分较油性成分能快速吸收。最适合于自己的眼霜应是皮肤表面能完全吸收，感觉舒适柔软，富有弹性。

4. 只在眼角用眼霜。 面部最早松弛老化的区域并非眼尾，而是眼睛下方，其次是上眼皮。所以最先出现黑眼圈和眼袋，再出现眼皮下垂。这个区域衰老没有鱼尾纹显眼，却更加脆弱，会因为细小的累积而突然出现很显眼的衰老的外观，一定要平时的保养。正确的使用方法是顺着内眼角、上眼皮、眼尾、下眼皮做环形轻轻按摩，让肌肤完全吸收。

5. 用量太大。 眼部皮肤极薄，用得太多不但不能吸收，相反会造成负担加速衰老。所以每次用绿豆大小的"两粒"。注意手卫生，避免眼霜二次污染，尤其是指甲缝要干净。切记注意不可抹到眼睑、睫毛或眼内，防止对眼睛造成刺激。

Q22 当紫外线最弱时晒太阳好吗？

　　夏天，爱美的女性不论在早晨、傍晚，还是雨天、阴天，为不被晒黑晒伤，大多严严实实地把自己"武装"起来。却不知，在紫外线照射强度较低的阴天、早晨、傍晚的时段晒晒太阳，对人体的皮肤健康是有积极的意义。

　　清晨和傍晚日晒护肤最佳。专家提示，加强皮肤对太阳光的耐受度是保护皮肤健康的重要措施。选择在清晨和傍晚这些阳光不太强烈的时间，适当适度地晒太阳，既可以增强皮肤的适应能力，又可使皮肤在夏季不至于过度晒伤晒黑。

　　据介绍，因皮肤对光的耐受性差引起的夏季日光性皮炎的情况很普遍。由于目前许多人在写字楼里办公的时间大大超出在户外的活动时间，人们的皮肤对阳光的承受能力相应变弱，这也是一些皮肤白皙的人特别容易被晒伤的原因。要想既增强皮肤的适应能力，又可使皮肤在夏季不至于晒伤晒黑，应该选择适当的时间晒太阳，最为适宜的是在清晨和傍晚这些阳光不太强烈的时间。

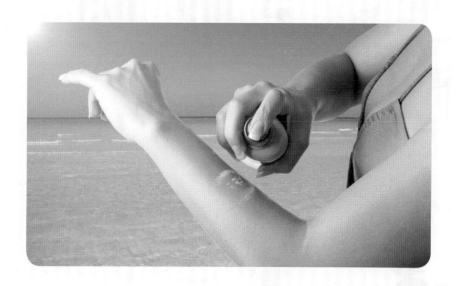

Q23 哪些体味影响形象？

奇特的食物气味

糖尿病人发生酮症酸中毒时，就会呼出苹果般的甜味；各种有机磷类农药中毒者，可呼出一股特殊的大蒜般气味；误服灭鼠药磷化锌，口中也有蒜味；淋巴结核病人身上有种陈啤酒的味道；黄

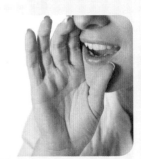

热病人身上有生肉味；氰化物中毒者，口中有苦杏仁味；硫化氢中毒者口中会有一股腐蛋样的臭味。

特殊的排泄物气味

严重的尿毒症患者因为肾功能受到了损害，无法正常排泄废物，因此会引起氮质与其他代谢物的潴留，血中肌酐、尿素氮明显增高，呼气中就会有一种特殊的小便味；急性腹膜炎和肠梗阻患者的呕吐物中有粪臭味；牙龈出血、上消化道出血或支气管扩张咯血病人，口中有血腥味。

难闻的腥臭气味

口中出气臭秽，多属胃热偏盛，牙周发炎、溢脓、口腔糜烂、龋齿龋洞中的食物残渣腐败发酵、化脓性扁桃炎、扁桃体隐窝处积脓等，都可在吐气中有恶臭；萎缩性鼻炎、鼻旁窦炎、鼻肿瘤或鼻腔中存在异物，由于局部发炎，分泌物增多，内有较多的脓液坏死组织及大量细菌，用鼻子呼吸时，鼻腔中会散发出令人不愉快的臭气；肺脓肿、支气管扩张合并感染的病人，除吐出大量脓臭痰外，在呼出的气体中也有脓臭味；消化不良，或饮食不洁所致的胃炎，由于食物在胃内发酵，因此口中会有酸腐的气味。此外，有些老人和小孩早晚不刷牙，堆积的牙垢与嵌塞于牙缝或龋洞中的食物残渣腐败发酵，也可有难闻的口臭。

另外，因肝功能严重损害而发生肝性脑病的病人，在呼气中常散发出一种特殊的鼠臭味，医学上称之肝臭；臭汗症病人可发出令人回避的狐臭；麻疹患儿身上可散发出如刚拔下来的鸡毛味。

Q24 形成毛孔粗大的原因？

皮肤松弛老化，引起毛孔粗大。随着年龄的增加，血液循环逐渐不顺畅，皮肤的皮下组织脂肪层也因而容易松弛、缺乏弹性，如果再没有给予适当的保养与护理，即会加速老化，毛孔自然也越加粗大。皮脂囊若积存过多的皮脂，而毛细孔又受污物阻塞时，容易产生化脓菌，毛囊容易发炎，致使粉刺、面疱愈长愈多。如果再过度挤压面疱、粉刺，致使表皮破裂，一旦伤害到真皮，而真皮缺乏再生功能，便难以产生新细胞，就会留下凹凸疤痕，使毛孔变得粗大。适度地饮酒的确可以加速血液循环，让气色红润。但乙醇起作用时，毛孔也随之张开，加上喝酒容易造成身体水肿，毛孔撑开自然在所难免。下面推荐给大家几个缩小毛孔的小妙招：

1、冰敷。把冰过的化妆水用化妆棉沾湿，敷在脸上或毛孔粗大的地方，可以起到不错的收敛效果。

2、毛巾冷敷。把干净的专用小毛巾放在冰箱里，洗完脸后，把冰毛巾轻敷在脸上几秒钟。

3、用水果敷脸。西瓜皮、柠檬皮等都可以用来敷脸，它们有很好的收敛柔软毛细孔、抑制油脂分泌及美白等多重功效。

4、洗脸。油性肌肤的人可以在洗脸时，在清水中滴入几滴柠檬汁，除了可收敛毛孔外，也能减少粉刺和面疱的产生。但注意浓度不可太浓，且不可将柠檬汁直接涂抹在脸上。

5、化妆棉浸泡化妆水。事先准备1小瓶无油化妆水和化妆棉，一小时后，在化妆棉上喷上化妆水轻拭出油的部位，对于毛孔粗大者来说是清爽又有效的。

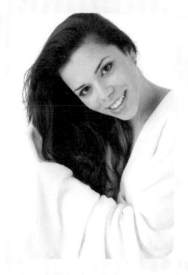

Q25 皮肤晒伤后的几种处理小妙招？

炎炎夏日，炙热的阳光会将人体皮肤晒伤。巧用某些食物便可以轻松搞定晒伤的皮肤，不妨一试。

大蒜

赶走日晒后肌肤形成的暗疮。洗澡时，是消解皮肤炎症的绝好机会。暗疮比较明显的人，在洗澡时可用 1 大匙脱脂乳加 2 ~ 3 滴大蒜精华素涂于脸部并进行按摩，洗澡水的蒸汽效果能够促进大蒜成分迅速被吸收，于是，促进了血液循环和皮肤更新。皮肤新陈代谢加快了，炎症才可以得到最好的治疗。

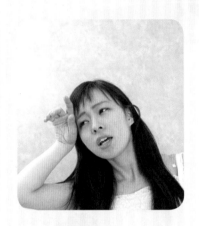

小苏打

减少日晒后肌肤产生的皱纹。用小苏打制成乳状面膜敷脸，先将小苏打溶于温水中，把棉花蘸湿，稍拧干后将之敷于眼袋、嘴角和容易长皱纹的部位，5 ~ 10 分钟后用清水冲洗干净，最后多抹一些平时用的乳液或面霜。

芝麻

改善日晒导致的肌肤粗糙、干燥。将生芝麻碾碎，同适量的蜂蜜一起搅拌均匀，涂抹在面部，15 分钟后清洗干净。每周 2 次，坚持 4 周，角质就会被彻底清除。而芝麻中的维生素 E 也会被皮肤吸收，从而促进血液循环，使肌肤变得光滑亮泽，重现健康本色。

酸奶

先用热毛巾敷脸，使脸部毛孔充分张开，再抹上酸奶，15 ~ 20 分钟后洗掉，如果脸上有大量因日晒引起的暗斑、黄褐斑，最好隔三天做一次。与此同时，还需要每天都喝一些酸奶，这样通过内、外同时作用而使雀斑、暗斑、黄褐斑以最快速度消失，美白效果倍增。

Q26 如何选用适合你的防晒霜 SPF 指数？

美丽虽然必须具备内外兼顾，但表面功夫却须优先。夏季要想不被阳光所伤，第一步就是要正确防晒。护肤品瓶子上的 SPF 标志，新出的各种防晒护肤品，都要仔细了解，正确使用。

身体的天然防晒系统：每个人从一出生就拥有一种天然防晒系统，我们称之为阳光能量，它在阳光下保护皮肤免受紫外线伤害。

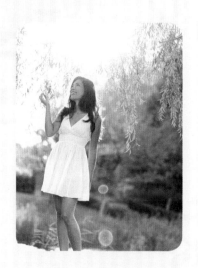

防晒值 SPF20

第一印象： 低防晒值的防晒用品，最为清爽、安全，多为乳液形态。如防晒面霜、防晒露。

舒适捷径： 它在所有 SPF 产品中使用面积和季节最为广泛。尤其适合于春、秋、冬三季有日晒的日子使用；夏日适宜在阴天或阳光不强烈的情况下使用，以及适合短时间外出的人使用或在室内使用。

亲密接触： 使用隔离霜后，取适量，涂抹于面部。

使用导航： 最适合油性皮肤、混合性皮肤及敏感性皮肤。

防晒值 SPF30

第一印象： SPF30 左右的强力防晒霜多为滋润性强（紫外线吸收剂为油溶性的）的乳液状态。

舒适捷径： 强力防晒霜特别适合阳光猛烈的夏日中午，或夏日在公园散步时使用。

亲密接触： 为了使肌肤舒服透气，回到室内后，最好改用防晒指数 SPF20 以下的面部防晒产品。

使用导航： 特别适合中、干性皮肤者使用。

Q27 便秘会影响容颜吗？

每位女性的容颜不尽相同，有的人容光焕发、白里透红；有的则面色灰暗乌青。究其原因，白里透红者一般皮肤保养得当，生活比较有规律，特别是大便比较畅通；而面色乌青者十有八九是便秘患者。便秘会影响人的容颜，这似乎很少有人知道，但近来已被医学界所证实。所谓便秘，就是指大肠蠕动缓慢，大肠的神经及筋肉的紧张性衰弱，致使排便发生困难。而女性肠子的紧张性比男性更弱，因而女性的便秘患者远多于男性。一旦患了便秘，问题就会接踵而来，首先肠道里的废物不能及时排出体外，使之发酵、腐败。这些毒素再被血液所吸收循环到人体的各个部位，就会使人心情烦躁不安，精神萎靡不振，整天昏昏沉沉的。

随着粪便中毒素的日益增加，致使机体的新陈代谢功能严重失衡，肌肤缺乏营养，细胞活力下降，从而使肌肤的颜色日趋晦暗、粗糙、干涩、多皱纹、缺少弹性、多色斑。另外，大便长期干燥，还会严重影响肝、心、脾、肺、肾的正常功能。

五脏失常又可影响人体的颜面，因为五脏无不关联着皮肤的健康。预防便秘最好的办法，是常吃含有丰富膳食纤维的食物，例如：韭菜、菠菜、芹菜及水果。膳食纤维具有亲水性，遇水后会膨胀成丝瓜状的立体网，可增加粪便的体积和重量，并能促使肠壁的蠕动，有利于肠道的排空。

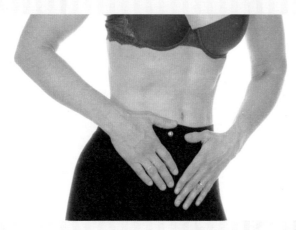

Q28 洗澡时，浴液要尽快冲洗掉？

很多人都喜欢用浴液，因为它泡沫丰富，性质温和，不刺激皮肤和眼睛，有足够的去污能力，洗浴后皮肤不干燥。与肥皂相比，浴液的脱脂力较弱，洗澡时适当用一些洗浴品，可以去除皮肤上的油脂与皮屑，令人感觉清爽舒适。但是，洗浴用品在去掉污物时也带走了正常的皮脂，会使皮肤干燥紧绷，甚至浑身发痒。皮肤有中和酸碱的作用，少量偏碱性的洗浴用品不会对人体产生损害，沐浴后出现的短暂不适感过一会儿就能消失。但如果洗澡较频繁，或者长期使用碱性过强的洗浴用品，则会伤害皮肤角质层，加速细胞内水分的蒸发，除了使皮肤干燥、瘙痒外，严重的还会使毛囊过度角质化。因此，如果皮肤不是太油的话，最好选择中性的浴液和香皂，碱性过强的洗浴用品对皮肤有刺激，会引起过敏性皮肤病。使用过程中，应尽量减少浴液和皂类在身体上停留的时间，尽快将泡沫冲洗干净。

洗浴用品最好选用含香料或色素较少的产品，因皮肤长期受香料或色素刺激会对紫外线异常敏感。另外香皂中的不饱和脂肪酸很容易被氧化、酸败，不宜存放太久。长时间淋浴对健康不利：许多人喜欢长时间用热水淋浴，认为有助于血液循环和舒筋活血。殊不知，热水淋浴过久，非但不能活血，反倒有可能促使血栓形成，皮下出现毛细血管扩张或红血丝，有的甚至出现皮肤干燥、鳞屑等。

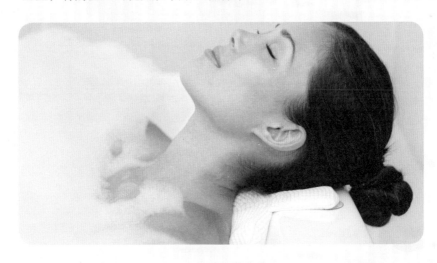

Q29 饮水与美容有何关系？

水是人体不可缺少的物质，人体各种成分中含量最多的是水，水广泛分布于细胞、细胞外液和机体的各种组织中；男性成年人体中水的含量约为体重的60%，女性约为50%。据研究，一个人每天至少要消耗5升水；如果除去食物中所含的水分，每天至少要喝3升水。自然而然，水也是美容的佳品。

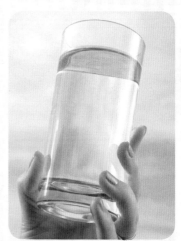

皮肤的水分，主要来自体内，体内的水分主要靠饮入。只有体内的水分充足才能保持皮肤光滑而富有弹。一些国家近年来兴起的"饮水美容法"，由于价廉省时，颇受人们欢迎。

在考虑到增强皮肤角质层保持水分功能时，还可以考虑由外界"直接"给表皮细胞增加水分，让水进入表皮细胞内外，以增加其弹性。其做法一是面部蒸气美容，即利用水蒸气的热力作用，软化毛孔内的堵塞物，扩张毛孔和毛细血管，使水分子透过毛孔、毛囊壁渗透到表皮细胞，从而达到补充水分及促进血液循环、减轻皱纹的目的。在家庭可用电热杯烧水，待水蒸气上冲时即可蒸面。若用市售的蒸气美容机，效果更为理想。每天熏蒸时间是：干性皮肤3分钟，中性皮肤5分钟，油性皮肤7～10分钟，另一种方法是用瓜果汁涂脸。瓜果汁所含糖、维生素及矿物质等成分，可能通过渗透压的作用将水分带到表皮细胞内，由此使细胞含水量增加，使皮肤更具有弹性。凡带酸性的瓜果汁均可应用，但每次都应用鲜品，且一次不可涂得太多，仅轻轻一层便可，每日早晚各一次，用前须先洗净皮肤，用后可不必洗去。

皮肤要保持有足够的水分还需要平时的精心保养。比如洗脸，本是生活小事，往往不被重视。其实每天洗脸是调节皮肤含水量的一种护肤措施。因为恰当的洗脸能洗去皮肤表面的污尘面垢，使表皮保持一定湿度。